AF364494

名医支招防治普外科疾病

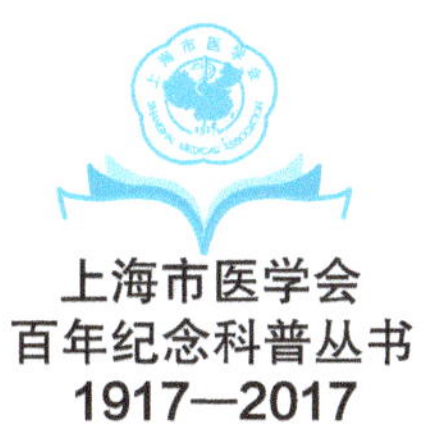

上海市医学会
上海市医学会普外科专科分会　组编

上海市医学会
百年纪念科普丛书
1917—2017

上海科学技术出版社

图书在版编目(CIP)数据

名医支招·防治普外科疾病 / 上海市医学会,上海市医学会普外科专科分会组编. —上海:上海科学技术出版社,2017.11

(上海市医学会百年纪念科普丛书)

ISBN 978-7-5478-3742-9

Ⅰ.①名… Ⅱ.①上…②上… Ⅲ.①外科—疾病—防治 Ⅳ.①R6

中国版本图书馆 CIP 数据核字(2017)第 256238 号

名医支招
防治普外科疾病

上海市医学会
上海市医学会普外科专科分会　　组编

上海世纪出版(集团)有限公司
上海科学技术出版社　出版、发行
(上海钦州南路 71 号　邮政编码 200235　www.sstp.cn)

字数:158 千　　　　印张 13
2017 年 11 月第 1 版　2017 年 11 月第 1 次印刷
ISBN 978-7-5478-3742-9/R·1478
定价:30.00 元

内容提要

　　本书由上海市医学会普外科专科分会组织上海市内各大医院普外科众多专家、教授和学者们精心编写而成。书中通过"读经典""问名医"两个栏目159个题目，采用公众易于理解的语言，详细介绍了甲状腺外科、乳腺外科、胃肠外科、肝脏外科、胆道外科、胰腺外科、结直肠外科、疝和腹壁外科、减重与代谢外科、血管外科等常见普外科疾病的防治知识，内容丰富、权威、实用性强，可供广大普外科疾病患者及其家属阅读参考。

　　书中还在各文后对撰文专家予以介绍，方便读者求医就诊时找到合适的专家，更好地维护自身和家人的健康。

本书编委会

总　序

　　上海市医学会成立于 1917 年 4 月 2 日，迄今已有 100 年的悠久历史。成立之初以"中华医学会上海支会"命名，1932 年改称"中华医学会上海分会"，1991 年正式更名为"上海市医学会"并沿用至今。

　　百年风雨，世纪沧桑，从成立之初仅 13 人的医学社团组织，发展至今已拥有 288 家单位会员、22 000 余名个人会员，设有 92 个专科分会和 4 个工作委员会，成为社会信誉高、发展能力强、服务水平好、内部管理规范的现代科技社团，荣获上海市社团局"5A 级社会组织"、上海市科协"五星级学会"。

　　穿越百年历史长河，上海市医学会始终凝聚着全市广大医学科技工作者，充分发挥人才荟萃、智力密集、信息畅通、科技创新的优势，在每一个特定的历史时期，在每一次突发的公共卫生事件应急救援中，均很好地体现了学会的引领带动作用。近年来，在"凝聚、开放、服务、创新"精神的指引下，学会不忘初心，与时俱进，取得了骄人的成绩。

　　2016 年，习近平总书记在"全国卫生与健康大会"上发表重要讲话，指出"没有全民健康就没有全面小康"，强调把人民健康放在优先发展的战略地位。中共中央、国务院印发的《"健康中国 2030"规划纲要》明确了"共建共享、全民健康"是建设健康中国的战略主题，要求"普及健康生活、加强健康教育、提高全民健康素养"，要推进全民健康生活方式行动，要建立健全健康促进与教育体系，提高健康教育服务能力，普及健康科学知识等。上海市医学会秉承健康科普教育的优良传统，认真践行社会责任，组织动员广大医学专家积极投身医学科普创作与宣传教育。

　　近年来，学会重点推出了"健康方向盘"系列科普活动、"架起彩虹桥"系列医教帮扶活动和"上海市青年医学科普能力大赛"三项科普品牌。通过科普讲座、咨询义诊、广播影视媒体宣传以及推送科普文章或出版科普读物等多形式、多渠道，把最前沿的医学知识转化成普通百姓健康需求的科普知识，社会反响良好。配合学会百年华诞纪念活动，其间重点推出了百场科普巡讲活动和百位名医科普咨询活动。上海市医学会以其卓有成效的科普宣教工作受到社会各界好评，荣获上海市科委颁发的"上海科普教育创新奖—科普贡献奖（组织）二等奖"、中华医学会"优秀医学科普单位"和"全国青年医学科普能力大赛优秀组织奖"，成为上海市科协"推进公民科学素质"百家示范单位之一。

为纪念上海市医学会成立 100 周年，同时将《"健康中国 2030"规划纲要》精神进一步落到实处，我们集中上海医学界的学术领袖和科普精英编著出版这套科普丛书，为大众提供系统的医学科普知识以及权威的疾病防治指南，为"共建共享、全民健康"的健康中国建设添砖加瓦。在这套丛书里，读者既可以"读经典"——呈现《再造"中国手"》等丰碑之作，重温医学大家叱咤医坛的光辉岁月，也可以"问名医"——每本书约有 100 名当代名医答疑解惑，解决现实中的医疗健康困扰。既可以通过《全科医生，你家的朋友》佳作，找到你的家庭医生，切实地感受国家医疗体制改革的努力给大众带来的健康保障；也可以领略《从"削足适履"到"量身定制"——医学 3D 打印技术》《手术治疗糖尿病的疗效如何》等医学前沿信息，感受现代医学科技进步带来的福音。

经典丰满的内容，来源于团结奋进、齐心协力的编写团队。这套丛书涉及上海市医学会所属的 50 余个专科分会，编委达 2 000 余名，参与编写者近 5 000 人，堪称上海市医学会史上规模最大的一次集体科普创作。我相信，每一位参与科普丛书的编写者都将为在这场百年盛典中留下手迹，并将这些健康科普知识传播给社会大众而引以为荣。

在此，我谨代表上海市医学会，向所有积极参与学会科普丛书编著的专科分会编委会及学会工作人员，向关注并携手致力于医学科普事业发展的上海科学技术出版社表示衷心的感谢！

源梦百年、聚力同行，传承不朽、再铸辉煌。愿上海市医学会薪火不熄，祝万千家庭健康幸福！

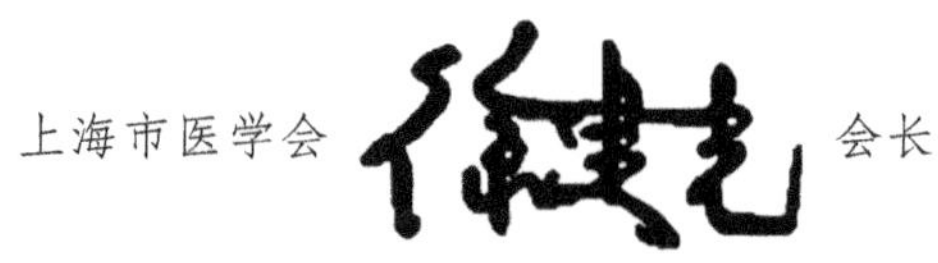

上海市医学会　　　　会长

2017 年 5 月

前　言

　　普外科范畴内的疾病，是威胁人民群众健康的最常见的疾病，包括各种与肝、胆、胰、脾、胃、肠、甲状腺、乳腺、血管及代谢相关的常见病和多发病。如常见的疝、阑尾炎、胆囊炎；目前威胁国人健康的主要肿瘤，如胃癌、肠癌、乳腺癌、甲状腺癌等，都属于普外科疾病，影响着人们的健康和生活质量，严重时甚至还会危及患者生命。

　　改善普外科相关疾病的疗效，需要外科医生提高诊疗技术，同时也需要广大人民群众了解普外科疾病的发病原因、机制、诊断、治疗、预防等方面的知识，对普外科疾病有个全面认识，做到对疾病的早期征象有所警觉，以便早诊早治疗。此外，这些知识也能帮助广大患者理解并配合医生的诊疗措施，从而减轻及控制疾病的进展，提高生活质量，进而预防疾病的复发。

　　全书涵盖了普外科疾病的主要诊疗措施，包括肝、胆、胰、脾、胃、肠、甲状腺、乳腺等脏器的常见病和多发病，既有之前发表过的经典科普文章（"读经典"），也有各位专家专为本书新撰写的内容（"问名医"），相信一定会让广大读者有所收获。

　　由于编撰时间紧，书中难免有疏漏之处，敬请广大读者批评指正。

复旦大学附属中山医院胰腺外科主任

上海市医学会普外科专科分会主任委员

楼文晖

2017 年 10 月

目 录

CHAPTER TWO
问名医

肝｜脏｜外｜科 …………………………………………………… 133

胆｜道｜外｜科 …………………………………………………… 144

CHAPTER ONE

读经典

甲 | 状 | 腺 外 | 科

一、甲状腺乳头状癌真的不是癌吗

近日，"甲状腺癌"在微信朋友圈中很火，一篇《从今往后，有一种甲状腺肿瘤将不再被认定成癌症》被广泛转发，更甚者直接发文《滤泡型甲状腺乳头状癌从此不再被认定成癌症》，作者翻译了 2016 年 4 月发表于《美国医学会杂志·肿瘤学》上的文章，提出有一种此前被认定为癌的甲状腺肿瘤实际上不具有危险性，应被"开除"出癌症队伍。

此文一出，一石激起千层浪。朋友圈中不乏医生朋友、同事，也有患者朋友转发欢呼叫好，庆幸总算可以摘掉癌症的帽子了。然而，这恐怕只是一场美丽的误会。类似的文章有"标题党"嫌疑。原文作者建议将"包裹性滤泡亚型乳头状癌"重新命名为"伴乳头状核特征性非浸润性滤泡型肿瘤"。通俗点讲就是，甲状腺乳头状癌中无浸润的包裹性滤泡亚型，由于其更偏良性的表现以及良好的预后，可以对其保守处理。但这仅占所有甲状腺乳头状癌的 3%～10%，而上述文章却大肆宣传，难免造成以偏概全的影响。

本来很专业的文字，在网上传开后让很多得过甲状腺癌的人纠结了：难不成之前被过度治疗了？其实对于大多数的甲状腺乳头状癌患者，治疗手段的选择都是以手术为主的个体化综合性治疗，相对美国甲状腺全切＋术后放射性治疗而言，以复旦大学附属肿瘤医院为代表的国内初治甲状腺乳头状癌的手术方式，大多数选取患侧甲状腺腺叶＋峡部切除＋中央区淋巴结清扫，还是比较保守的，并不存在过度治疗。

其实，说到底还是对疾病的诊断和手术指征要严格把控。由于害怕得甲状腺癌，很多人在体检时发现甲状腺有结节就会恐慌、纠结。其实 95% 以上的甲状腺结节是良性的，只有不到 5% 的结节是恶性的，即便是甲状腺癌也不用太焦虑，如果一个人一辈子要生一次癌的话，那宁可生甲状腺癌，因为甲状腺癌发展很慢，有"懒癌"之称，而且有良好的预后，所以大家不必恐慌。

（嵇庆海）

○ 摘编自《名医话养生》2016 年 4 月 23 日

—— 专家简介 ——

嵇庆海

嵇庆海，复旦大学附属肿瘤医院头颈外科主任、头颈部肿瘤学科综合治疗组首席专家。

中国抗癌协会甲状腺癌专业委员会副主任委员，上海市抗癌协会甲状腺癌专业委员会主任委员，上海市医学会普外科专科分会甲状腺学组组长。

重点从事甲状腺癌、喉癌、下咽癌及舌癌的临床及基础研究，擅长头颈部各类恶性肿瘤的治疗。

二、不要把甲状腺癌与碘盐划等号

正常的甲状腺酷似蝴蝶，是人体最大的内分泌器官，发挥着重要作用。甲状腺激素分泌过多时，就会形成"甲亢"，过少则是"甲减"。甲状腺激素的分泌对儿童的生长发育尤为重要。甲状腺边上还有几个甲状旁腺，与身体钙磷代谢有关。

随着现代医学的发展和健康体检的普及，几乎每个人都会听说身边人有甲状腺结节。结节都那么可怕吗？事实上，有些结节是良性结节，有些则只是甲状腺炎症，而最需要关注的是肿瘤性结节。建议大众到医院进行甲状腺检查时，关心两个问题。一是："我的甲状腺形态正常吗？有没有结节、肿瘤？"二是："我的甲状腺功能正常吗？"也就是说，甲状腺的检查，不仅要做 B 超还要抽血检查看功能。

近年来甲状腺癌的发病率逐年增高，特别是在女性群体中，发病率增高的原因未明，从 2007 年到 2016 年，甲状腺癌中微小癌的比例从 10% 上升到了 50%，遗传因素在甲状腺癌中所占的比重比较大，因此如果父亲或母亲家中有甲状腺癌、乳腺癌和大肠癌史的，就要更关心自己的甲状腺。绝大部分甲状腺癌都能通过外科手术达到治愈，但不是所有的甲状腺肿瘤都需要开刀，要遵照医嘱。根据调查数据显示，甲状腺疾病好发于女性，男女比约是 1：4。其中良性的甲状腺肿瘤比较常见，多见于中年妇女。一般地说，良性的甲状腺肿瘤可以长期随访，不需要手术。

现在，大众普遍存在几个对于甲状腺肿瘤的认知误区。

碘盐是不是甲状腺癌的罪魁祸首？不一定是，碘是人体必需的元素，和甲状腺癌不能完全划等号。西北地区的人群应在日常生活中注意碘的摄入，而沿海城市的人群环境不缺碘，可以适当少吃海鲜类产品。孕妇需多摄入含碘的食物，因为碘对胎儿的甲状腺发育有重要作用，关系孩子未来的智力发育。未患有"甲亢"的人，不应该排斥碘盐。儿童也需要吃一些碘盐。

患甲状腺疾病的患者能够怀孕吗？良性的甲状腺结节肯定没问题，患有甲状腺癌的患者在治疗结束的 2 年后可以正常怀孕，但要注意随访，怀孕和更年期会改变体内环境，对肿瘤的复发和转移会有一定作用。如果在孕期发现甲状腺癌，可以先观察 3 个月，看其会否进一步发展，如果稳定就可以观察至 6 个月，此时胎儿发育已完全正常，再行手术和麻醉对胎儿已无影响。千万不要谈甲状腺癌色变，过度恐慌。

（嵇庆海）

○ 摘编自《第九届全球健康促进大会专场——第31届解放健康讲坛》2016年11月22日

三、甲状腺癌为何会有"女人缘"

在上海，甲状腺癌是发病率上升最快的恶性肿瘤之一。上海市疾病预防控制中心的资料显示，甲状腺癌在女性恶性肿瘤排名中已上升至第 4 位。甲状腺癌的患病人数为何会节节攀升？检出率增加是客观因素之一，随着体检普查中甲状腺超声项目的广泛开展，使过去容易遗漏的甲状腺肿瘤，尤其是微小肿瘤不再是漏网之鱼。值得注意的是，女性甲状腺患者数量是男性的 3~4 倍。甲状腺癌为什么特别"偏爱"女性，尤其是中青年女性？有人认为这与女性体内的雌激素水平或精神压力有一定关系，但此说法目前还缺乏充分的科学依据，随着女性尤其是年轻女白领患甲状腺癌人数的增加，不少人一旦在体检中查出甲状腺疾病，就容易陷入恐慌。其实大部分甲状腺疾病都是良性的，并不需要医学干预。查出甲状腺疾病不必过度紧张，首先要做的是咨询专科医生，明确疾病性质。

目前，最常见的甲状腺疾病就是结节性甲状腺肿。绝大多数生长缓慢的甲状腺结节都无需治疗，每 1~2 年超声复查，监测其增大速度即可。只有当结节增大比较迅速，局部产生了压迫症状或影响到甲状腺功能时，才需要相应的手术或药物治疗。

另一种常见的甲状腺良性疾病是桥本甲状腺炎。这种病好发于年轻人群，尤其是女性，和甲状腺结节一样，绝大多数的桥本甲状腺炎也无需任何治疗，只需定期随访超声及甲状腺功能检查即可。甲状腺是人体重要的内分泌器官，年轻女性如果查出甲状腺疾病一定要淡定，听从专业医生的建议，过度治疗或治疗不当，可能会影响生育。虽然甲状腺癌的发病率明显增加，但死亡率却一直保持在低水平。以复旦大学附属肿瘤医院的数据为例，甲状腺乳头状癌术后 5 年生存率可达 96% 以上。可以说，甲状腺癌是少数几种可以临床治愈的恶性肿瘤。

这是否就意味着甲状腺癌尤其是微小癌不治疗也没关系？的确存在一部分惰性的甲状腺微癌可能伴随患者终身而不出现进展。但目前的医学手段无法让医生区分哪部分甲状腺癌患者可以不开刀，也无法判断哪些肿瘤会快速进展，甚至转移。甲状腺癌的低死亡率其实是早发现、早诊断、早治疗的结果，所以还是提倡：只要确诊甲状腺癌，即使是微癌也应尽早手术治疗。

（王卓颖）

○ 摘编自《解放日报》2015 年 1 月 9 日

— 专家简介 —

王卓颖

王卓颖，主任医师、硕士生导师，复旦大学附属肿瘤医院大外科副主任、头颈外科副主任。上海市医学会普外科专科分会委员，上海市抗癌协会头颈部肿瘤专业委员会委员。

擅长甲状腺肿瘤、唾液腺肿瘤、头颈部鳞癌及颈部软组织肿瘤的诊治。

四、甲状腺结节让人很纠结

如今的常规"体检套餐"里，甲状腺 B 超已不是新鲜玩意。但是，当人们拿到体检报告，看见"甲状腺结节，建议随访"时，不免心中"咯噔"一下：会不会是肿瘤向我发出了"邀请函"？我该怎么办呢？下文将为您介绍甲状腺结节该如何鉴别诊断、如何科学应对。

纠结一：它是"良民"还是"暴徒"

不少人认为，甲状腺结节就是甲状腺癌的第一步。其实不然，触诊发现甲状腺结节的人占比为 3％～7％；如用超声检查，甲状腺结节发生率则为 19％～67％。其中，以中年以上的女性居多。绝大多数甲状腺结节为良性，恶性占比为 5％～15％。

纠结二：如有"暴徒"怎么寻找

如何在常见的甲状腺结节中找出可能为恶性的病例？ 医生会询问病史，开具检查，超声检查是目前使用最广泛的检查手段，不仅可准确检出甲状腺结节的大小及数量，还可帮助鉴别结节性质，B 超高度怀疑恶性的肿块还可以通过细针穿刺确定，穿刺的诊断准确率可达 95％，CT 可以帮助判断淋巴结有无转移。甲状腺良性结节，能通过保守治疗、定期随访而避免手术。但有以下现象者应考虑手术治疗：临床考虑有癌变，或出现压迫症状如呼吸道、消化道、神经压迫等，或因较大肿块而影响容貌、影响生活等。

纠结三：甲状腺依然是"神秘地带"

目前对于甲状腺结节乃至甲状腺癌的发病原因依然未明。诸多传闻如"加碘盐导致甲状腺结节增多"等说法甚嚣尘上，但这种说法并不正确。缺碘或高碘是会导致某些甲状腺疾病产生，但与甲状腺结节是否相关尚无证据。预防甲状腺疾病最重要的方法是积极检查，比如每年做一次甲状腺 B 超；对于有甲状腺癌家族史或放射线暴露者，更应提高警惕。如果体检发现甲状腺结节，应找专业医生再次超声复查甲状腺，进一步检查后进行综合评估，及早查出问题所在。根据医生指导确定治疗方案，定期随访，平时放松情绪，注意劳逸结合，增强机体抵抗力。

（王　宇）

○ 摘编自《上海大众卫生报》2016 年 1 月 26 日

— 专家简介 —

王　宇

王宇，复旦大学附属肿瘤医院头颈外科主任医师。

中国医师协会外科医师分会甲状腺外科医师委员会中青年委员会委员，中国研究型医院学会甲状腺疾病专业委员会委员，中国医疗保健国际交流促进会甲状腺疾病分会委员，中国抗癌协会头颈肿瘤专业委员会甲状腺肿瘤专业委员会中青年委员等。

五、如何确诊甲状腺疾病

　　甲状腺是人体内分泌器官，主要分泌甲状腺素，甲状腺素是人体维持正常生理功能所必需的一种激素。在儿童期，甲状腺激素主要用于机体的生长发育，如果儿童期缺乏甲状腺素，会引起儿童生长发育迟缓，主要就是身体和智力的相对低下。成人后，若缺乏甲状腺素，早期主要表现为精神和心理的变化，严重时会引起水肿等病理性改变。

　　甲状腺疾病主要从两个方面来分析，一个是甲状腺器官是否改变，比如有无炎症、有无结节及结节良恶性。另外一方面，就是甲状腺的功能状态，比如是亢进还是低下。因此，任何与甲状腺相关的疾病，基本都需要甲状腺的超声检测（用于评价甲状腺的器官改变）和甲状腺的功能检测（验血评价其功能是否异常）。

甲状腺功能应该如何检查

　　初次检查一般要查 7 项，主要包括：FT_3、FT_4、TSH、TPOAb、TGAb、TG、降钙素，发挥功能的主要是 FT_3。FT_3 正常，大都是人体需要的甲状腺功能够用；TSH 反映了人体对甲状腺的需要，如果甲状腺癌术后，一般要求 TSH 要相对降低一些，这样有助于防止复发，桥本甲状腺炎也需要 TSH 相对低一些，这样会防止甲状腺长结节。降低 TSH 的方法，目前比较肯定有效的就是服用左甲状腺素；另外，TPOAB 和 TGAB 是反映是否有甲状腺炎的指标，如果功能正常，而单纯这两项增高，可以不治疗；降钙素是和甲状腺髓样癌相关的指标升高一定要就诊；TG 是甲状腺癌术后随访的指标。因此，初次检查甲状腺，如果检测了 7 项，会比较全面地评价甲状腺的功能和状态。单纯检测 1～2 项，往往无法全面评估。

甲状腺结节跟碘盐有关系吗

　　甲状腺结节与碘摄入的关系需要分类看待。首先，碘摄入的来源主要是饮用水、食物和碘盐；其次，甲状腺结节也需要根据功能和结节性质，进行相应的区分，比如是亢进还是低下，结节是良性还是恶性。因此，单纯讲甲状腺结节和碘盐的关系是无法讲清楚的，目前比较确定的和碘摄入量相关的甲状腺疾病主要是高碘摄入引起的桥本甲状腺炎，以及碘摄入不足引起的地方性甲状腺肿，而其他类型的甲状腺疾病与碘摄入的关系尚无明确定论。

再回归到碘盐问题。由于目前判定一种疾病与某种因素的相关性研究方法的缺陷，使得该问题无法得到肯定回答，不可能将人群分为 2 组，一组服用加碘盐，一组服用非加碘盐，然后若干年后比较两组的甲状腺疾病情况，这样的试验目前是没法完成的；目前常用的研究是横断面调查，比如桥本甲状腺炎和碘摄入的关系研究，就是比较人群中桥本甲状腺炎的发生情况和人群的尿碘值（间接反映了碘摄入水平，但不特指碘盐，因为目前加碘盐是统一供应的，大家的加碘盐几乎都一样，碘摄入水平是与饮水、饮食、碘盐摄入都相关的），发现尿碘值高，桥本甲状腺炎发生率高，桥本甲状腺炎和高碘摄入相关的结论就得到了。目前也有相关的横断面调查在进行甲状腺癌与尿碘值、碘摄入的相关性研究，但尚没有肯定的结论。桥本甲状腺炎与高碘摄入量是相关的，可以适当减少海产品的摄入量，尤其是含碘量高的海带和紫菜的摄入量。

（王玉龙）

○ 摘编自《文汇报》2016 年 5 月 2 日

—— 专家简介 ——

王玉龙

王玉龙，复旦大学附属肿瘤医院头颈外科副主任医师、副教授，曾在美国贝勒医学院和得克萨斯大学 MD 安德森肿瘤中心学习和工作。

乳｜腺｜外｜科｜

六、患了乳腺癌，"生"还是"不生"

随着社会的进步，现代女性的初次生育年龄逐渐推迟，这本不是什么特别让人难以理解的事情。遗憾的是，我们发现，在临床上有一些年轻女性在被确诊为乳腺癌时，尚未完成生育计划。这意味着，这些年轻的乳腺癌患者在面临乳腺癌带来的沉重打击同时，还将面临"生"还是"不生"孩子等问题的困扰。

患了乳腺癌后生育孩子，是否会增加乳腺癌复发风险？这是有生育意愿的年轻乳腺癌患者最为关心和担心的话题。早期观点认为，生育会增加乳腺癌患者的复发风险。因 60%～75% 的患者为激素受体阳性乳腺癌。这类患者在妊娠时，其雌、孕激素水平升高，会促进乳腺癌细胞的生长，导致乳腺癌病情进展，继而对患者的远期生存产生不利影响。此后，随着新的研究不断推进，人们认识到实际情况并非如此。有研究者对 1970～2009 年 14 项相关研究进行分析发现，与未生育的患者相比，确诊乳腺癌后生育的患者，死亡风险降低 41%。对于这项结论，有学者将其归结为"健康母亲"效应（"健康母亲"指肿瘤分期早、术后康复好且估计生存期长的患者），即"健康母亲"更倾向于选择生育。

那么，究竟是生育不影响患者的疾病复发与生存，还是"健康母亲效应"干扰了我们的判断？比利时研究团队的研究成果回答了这一问题。该研究对生育患者与未生育患者的年龄、肿瘤分期以及乳腺癌治疗方法进行了匹配，排除了"健康母亲"对结果的影响后发现，生育并不增加患者的复发风险，反而可以降低患者的死亡风险，且该研究还分别对激素受体阳性与阴性的患者进行分析，发现无论激素受体状态如何，生育均不增加患者的复发风险。

目前，治疗乳腺癌的方法主要是手术、化疗、放疗以及靶向治疗等。这些治疗方法或多或少会对患者的生育能力造成一定影响。因此，医生在治疗前或治疗期间会尽可能采取一些措施，保护有生育意愿患者的生育能力。当然，这些患者也可以借助辅助生殖技术以及应用促性腺激素释放激素类似物，获得健康的宝宝。

（1）避免使用损伤卵巢功能药物：化疗杀伤乳腺癌细胞的同时也会损伤正常组织细胞，包括卵巢组织，严重者引起卵巢功能衰竭。乳腺癌常用的化疗药物中，烷化剂对卵巢功能的损害较大，代表药物为环磷酰胺。因此，在为希望保留生育能力的患者制定化疗方案时，应考虑到烷化剂类化疗药物对卵巢功能的影响。

（2）借助辅助生殖技术：生殖医学的发展使辅助生殖技术越来越多地应用于临床，成为保护患者生育能力的重要措施。常用方法有卵母细胞或胚胎冷冻保存，以及卵巢组织冷冻保存。

（3）应用促性腺激素释放激素类似物：对于没有条件使用辅助生殖技术保护生育能力的患者，在化疗期间应用促性腺激素释放激素类似物保护卵巢功能，也是一种选择。促性腺激素释放激素类似物能够减少卵巢组织血供、抑制卵巢功能，从而减少卵母细胞暴露于化疗药物的机会，保护患者的生育能力。

关于乳腺癌患者如何选择妊娠时机，目前还没有标准。但医生会结合患者年龄、肿瘤特点、抗肿瘤治疗进程，以及治疗后卵巢功能恢复等情况综合考虑。当前，乳腺癌治疗已进入分子分型时代，即在临床实践中，医生会根据病理指标对患者进行分型从而制定个体化治疗方案。不同分子分型乳腺癌的复发模式与治疗策略不同，建议患者根据自己的乳腺癌类型与治疗情况进行选择。

总之，随着乳腺癌治疗的发展、生殖医学技术的进步，部分年轻乳腺癌患者通过谨慎选择治疗药物与使用辅助生殖技术，能够成功保存生育能力，并在合适的妊娠时期健康生育且不会出现乳腺癌复发。这些治疗策略的优化，将使越来越多的患者走出"生"还是"不生"的困扰，实现优生优育。

（沈坤炜）

○ 摘编自《大众医学》2015 年 6 月 1 日

—— 专家简介 ——

沈坤炜

沈坤炜，主任医师、教授、博士生导师，上海交通大学医学院附属瑞金医院乳腺疾病诊治中心主任、乳腺外科主任。

上海市医学会普外科专科分会乳腺外科学组组长，上海市抗癌协会乳腺癌专业委员会副主任委员。主要研究方向为乳腺癌临床与基础转化型研究。

七、防治乳腺癌，生活饮食上要注意些什么

10 月 25 日是世界乳腺癌防治日。近年来，乳腺癌发病率呈逐年上升趋势，我国的乳腺癌增长速度呈现明显加快趋势，尤其在城市中更是如此，已经成为女性发病率最高的恶性肿瘤。乳腺癌在女性中已引起广泛重视，甚至部分人会感到恐慌，迫切想知道在日常生活中，怎么做才会减少患乳腺癌的风险？

哪些健康的生活方式对正常人群预防乳腺癌有益？对已患乳腺癌患者而言，哪些生活饮食方式被科学证实对预防复发转移有益呢？俗话说，"三分治疗七分养"，这里和大家分享一下近年来乳腺癌防治相关的饮食和运动方面在流行病学和临床研究中的最新成果。

（1）降低动物性和脂肪类饮食：体重和乳腺癌的风险有密切关系。相对于标准体重，无论绝经前还是绝经后，肥胖均可以增加患乳腺癌的风险，尤其在绝经后的人群表现更为明显，这可能和肥胖者体内产生的雌二醇水平等较高有关。对于乳腺癌患者，有研究显示，减少饮食中脂肪的摄入确实可以改善乳腺癌患者的生存率，这一效果尤其在 3～4 年后会越发显著。

（2）关注"防治卫士"豆类和茶叶：众所周知，中国和东亚很多国家的乳腺癌发病率显著低于西方，这固然有人种因素，东方式的低脂高植物素食的饮食习惯也是重要原因之一，其中豆类和茶叶的摄入被认为尤其重要。

有研究对 5 个乳腺癌患病率研究的综合分析显示，对于绝经后的女性，豆类摄入量和乳腺癌的风险呈反相关，而且这一效果在西方国家是没有的。摄入大豆异黄酮可以降低复发风险和死亡风险，这说明绝经后女性经常摄入大豆异黄酮能降低乳腺癌发生风险。另外一项对 5 个国内的乳腺癌患者的豆类摄入与生存预后影响的研究发现，喜欢进食豆类者的死亡率和复发率均下降。

茶多酚是茶叶的多羟基酚类化合物的混合物，其主要组分为儿茶素类（黄烷醇类）、黄酮及黄酮醇类和花色素类等多种化合物，已证实茶多酚有抗突变、抗炎、抗病毒和抗氧化等多种功效。茶多酚尤其在绿茶中含量高。国外有研究提示，25 岁以前开始规律性饮绿茶，可以相对中等程度降低乳腺癌的发病，而且饮茶时间越长，乳腺癌的发病率降低越明显。在上海进行的一项对 7 万多名女性

的调查发现，25 岁前开始饮用绿茶，可以降低绝经前乳腺癌的发病率，并观察到饮茶可以有效推迟乳腺癌的发病年龄。

（3）积极体育锻炼：有规律的运动可以在短期内缓解乳腺癌患者的疲劳和治疗不良反应，有助于治疗后的康复，提高生活质量，也有助于改善其社交活动和心理状态。这些都得到了专家广泛认可。但是否会延长生存期？是否会降低复发风险？在学术界仍有争议。

法国的一项结论给出最好结果：每周高于 8～9 代谢当量/小时（指的是在不同的运动强度下与静息状态下消耗的氧气的比值）的运动量，可以降低 50％ 的死亡率，这相当于 5 年和 10 年生存率提高 4％～6％。这已经和化疗的效果接近了！乳腺癌学界著名的《St Gallen 国际乳腺癌专家共识》也支持身体锻炼。值得注意的是，运动量和运动项目需要根据患者的病情和其同时患有的内科疾病做相应的调整，因人而异，且要有人看护以保安全。

世界卫生组织指出，癌症是慢性疾病，这告诉广大女性不必"谈癌色变"，同时也说明不仅防癌是长期的，患乳腺癌后的生活也是长期的。良好的生活习惯对于减少乳腺癌的发生，提高乳腺癌患者的生活质量以及预后非常重要！

（陆劲松）

○ 摘编自仁济医院微信公众号 2015 年 10 月 25 日

—— 专家简介 ——

陆劲松

陆劲松，主任医师、博士研究生导师，上海交通大学医学院附属仁济医院乳腺疾病诊治中心主任。

中国抗癌协会乳腺癌专业委员会委员，中国临床肿瘤学会执行委员会委员，中国临床肿瘤学会青年专家委员会（第一届）副主任委员，中国医药教育协会乳腺疾病专业委员会副主任委员、中国医师协会外科医师分会 MDT 委员会委员，中国医师协会外科医师分会乳腺专业委员会委员、上海市抗癌协会乳腺癌专业委员会副主任委员。

八、如何防范乳腺癌术后复发

复发是导致乳腺癌患者死亡最主要的原因，总体复发率高达 40％以上。相关资料显示：乳腺癌复发导致的骨转移 5 年生存率仅为 16％，肺转移的 5 年生存率仅为 12％，而肝转移的 5 年生存率几乎为零。因此，术后防范复发对于乳腺癌患者来说尤为关键。

许多患者对乳腺癌的认识存在一个误区，认为乳腺癌的治疗就是单纯手术治疗，只要切得干净，就不会复发。目前，医学界已经达成了这样的共识：乳腺癌是一种全身性疾病，而不仅仅是局部的肿瘤。因此，治疗乳腺癌必须规范化，将手术和放疗、化疗、内分泌治疗结合起来，单纯的手术无法彻底解决问题。

为了提高患者对乳腺癌治疗及终身随访的认知，由中国抗癌协会乳腺癌专业委员会牵头的首个乳腺癌患者教育及随访项目——丽康项目已在 2017 年出台。随着丽康项目的宣传及普及，乳腺癌患者随访率将比以往有所增加，同时将更加规范，有望建立一种标准化的随访机制。该项目通过多元化的随访方式和内容丰富的患者教育工具包，帮助乳腺癌患者树立正确的抗癌态度并积极配合治疗，改善生活质量，对于防范乳腺癌复发起到了十分积极的作用。

手术的水平决定着肿瘤切除得彻底与否，而降低复发风险的关键，则在于术后的后续治疗。相比其他肿瘤，乳腺癌的最大特点在于它的发生与发展，与体内雌激素水平及其代谢有关。对于雌激素、孕激素受体阳性，尤其反应较高的阳性患者，内分泌治疗是降低复发风险最有效的手段。其机制是通过抑制或减少雌激素的分泌，并降低其水平或者阻断雌激素的作用途径，从而阻断肿瘤赖以生存的"养分"来源。

相关资料表明，无论是海外还是中国，乳腺癌患者中超过半数的患者都是激素受体阳性的患者，所以内分泌治疗的实施还是较为普遍的。由于术后 5 年都是乳腺癌复发的高峰期，所以内分泌治疗应坚持 5 年，部分患者需要坚持更长的时间。

目前内分泌治疗药物主要有雌激素受体拮抗剂如三苯氧胺和芳香化酶抑制剂两类，其中三苯氧胺的应用已有 40 多年，是适用于各年龄段的内分泌治疗药物。其机制是阻断雌激素，使之无法与受体相结合；而芳香化酶抑制剂的机制则是减少和抑制绝经后妇女的雌激素产生。相比之下，对于绝经后激素受体阳性的早期乳腺癌患者来说，芳香化酶抑制剂的作用机制更科学，作用效果更好。

目前，芳香化酶抑制剂已成为绝经后雌激素和/或孕激素受体阳性乳腺癌辅助内分泌治疗的标准方案，在三苯氧胺的基础上进一步降低了 24％ 的复发风险。ATAC100 实验数据显示，相比三苯氧胺，使用阿那曲唑的患者显著降低复发风险 24％，显著降低远处转移风险 16％，显著降低对侧乳腺癌发生风险 40％。

最后，呼吁广大乳腺癌患者千万不能因为对后续治疗不良反应的恐惧而放弃治疗，因为患者从中所获的益处，要远远大于不良反应。尤其是内分泌治疗，必须坚持 5 年。

（张宏伟）

○ 摘编自《文汇报》2008 年 9 月 17 日

—— 专家简介 ——

张宏伟

张宏伟，复旦大学附属中山医院普外科主任医师、硕士生导师、乳腺疾病研究中心主任、乳腺外科主任。

上海市抗癌协会乳腺癌专业委员会副主任委员，中华医学会核医学分会肿瘤学组委员。

主要从事乳腺和甲状腺疾病的外科治疗，擅长各类手术方式，并在多学科治疗方面有较深造诣。

九、乳房重建，"乳"此美丽

提起乳腺癌，很多女性都心惊。近年来我国乳腺癌的发病率骤增，发病年龄呈年轻化趋势，其中相当多的乳腺癌患者不得不切除乳房。有些患者乳腺癌术后可以不当"少奶奶"吗？回答是：当然可以！在复旦大学附属华山医院甲乳外科团队每年近千例的乳腺癌患者中，就有约 10% 接受了不同术式的乳房重建术。

乳房重建，顾名思义，是指在不违反肿瘤根治原则、不延误后续辅助治疗的前提下，进行全乳切除术后，医生再为患者"造"一个乳房，已被列入乳腺癌诊疗常规中。包括一期重建和二期重建。

一期重建(即刻重建)指在乳房切除的同时即刻再造乳房。从组织条件方面考虑，这是行乳房重建的最佳时机，没有瘢痕粘连，皮肤弹性好，乳房下皱襞形态保存，更有可能保留皮肤及乳头乳晕，大大提高术后美观度；同时由于根治和重建手术一次完成，还可减少住院天数及医疗费。避免患者经受乳房缺失的心理创伤，有效消除焦虑情绪和自卑心理。二期重建(延期重建)指乳房切除后，经历一定时间恢复期，择期再造乳房。最大缺点是局部组织条件不如一期重建。

乳房重建的方式主要有三类：假体、自体组织、自体组织与假体联合。其中自体组织乳房重建虽然技术难度较高，但应用面更广，术后效果更接近自然状态的乳房。主流的手术方式大致包括以下三种。

(1) 背阔肌肌皮瓣：将整块背阔肌及其表面组织斜形转移到胸前重建乳房。血供好，皮瓣容易存活，手术相对简单、安全；但背阔肌提供的组织量往往较小，不适合乳房较大的患者，常需与假体联合应用。

(2) 横行带蒂腹直肌肌皮瓣(TRAM)：中年女性往往下腹部肥胖，TRAM利用这部分组织重建乳房。下腹部皮瓣提供的组织量大，手术相对安全，但因需要连带一侧腹直肌一同转移到胸前，可能导致腹壁薄弱、腹壁膨隆或腹壁疝的概率增大，需预防性放置疝气补片。腹部正中纵形切口或有生育要求的患者不合适。

(3) 游离腹壁下动脉穿支皮瓣(DIEP)：这是目前乳房重建术中的顶尖术式，同样利用下腹部的脂肪组织重建乳房。将腹壁下血管穿支从腹直肌内解剖出来，因此对比 TRAM 的优势是腹直肌不缺损，并发症少，且血供更好，重建乳房手感好；但对医生手术技巧要求高，手术时间长，需要具备显微外科血管吻合技术。

乳房重建不仅能恢复乳腺癌患者的身体曲线美，重要的是帮助患者修复心灵上的缺失感，提高术后生存质量及心理满意度，并提早回归社会、家庭角色。术后随着时间推移，乳房重建患者的满意度、幸福感、性健康程度逐渐提高。

（邹　强）

○ 摘编自《新民晚报》2016 年 8 月 31 日

—— 专家简介 ——

邹　强

邹强，复旦大学附属华山医院主任医师、教授、博士生导师、普外科副主任、甲乳外科主任。华山东方乳房外科医院院长。复旦大学乳腺癌研究所副所长。复旦大学甲状腺肿瘤诊治中心副主任。

中国抗癌协会乳腺癌专业委员会委员，上海市抗癌协会乳腺癌专业委员会副主任委员、甲状腺癌专业委员会副主任委员。上海市医学会普外科专科分会甲状腺外科学组委员、乳腺外科学组副组长。

胃|肠|外|科|

十、胃肠新肿瘤——胃肠道间质瘤

近十余年来，一种新的胃肠道肿瘤——胃肠道间质瘤逐步进入大众的视线并被重视。目前已发现，过去诊断的绝大多数胃肠道平滑肌瘤、平滑肌肉瘤、神经鞘膜瘤等多种肿瘤，其实都属于胃肠道间质瘤的范畴。胃肠道间质瘤好发于50岁以上的中老年，近年来发病率呈现逐年升高的趋势。流行病学统计显示，我国华东地区的胃肠道间质瘤发病率处于世界较高水平。

与常见的胃癌、肠癌等不同，胃肠道间质瘤并非起源于胃肠道的黏膜上皮，而是起源于黏膜肌层或固有肌层，是胃肠道最常见的间叶来源肿瘤，占所有消化道肿瘤的1％～2％。而且，在发病机制上，胃肠道间质瘤也与其他消化道肿瘤存在本质区别——大部分胃肠道间质瘤存在特征性的特定基因突变。

胃肠道间质瘤的局部侵袭性不如癌肿，较少通过淋巴结转移。目前普遍认为，它是一种具有潜在恶性的疾病。根据肿瘤大小、部位和细胞分裂活性等指标，可以将胃肠道间质瘤的复发转移风险分为极低、低度、中度和高度四级。其中，极低、低度风险的极少发生复发或转移，几乎可以考虑为良性；但是，高度风险的术后极易发生复发或转移，在相关靶向药物问世之前，发生率可高达40％～90％，一旦复发或转移，生存时间仅为10～20个月。绝大部分的复发或转移发生于首次手术切除后的2年内。

鉴于肿瘤存在异质性，尤其是不同复发转移风险的肿瘤手术切除后的转归完全不同，因此需要对不同的患者个案制订个体化的治疗方案。通过回顾总结过去十余年来诊疗近千例胃肠道间质瘤的经验，上海交通大学医学院附属仁济医院普外科近年来建立了一支专业从事胃肠道间质瘤诊疗的团队，对所有收治的胃肠道间质瘤患者进行规范化、个体化的诊疗决策。

除了部分无症状的极小（小于2厘米）的肿瘤，手术切除是大部分胃肠道间质瘤的首选治疗方案。根据肿瘤的大小、部位、与邻近脏器关系等因素，并综合考虑患者年龄、全身状态等因素，对不同的患者可采取的手术方案，如：传统开腹手术、腹腔镜微创手术、内镜下微创手术和内镜联合腹腔镜的微创手术等。通过完善的术前评估和周密的术前准备，绝大多数的胃肠道间质瘤可以获得根治性切除。

部分评估后判断为无法根治性切除或有手术创伤及风险过大的患者，术前可进行靶向药物治疗，使肿瘤缩减，从而重新获得根治性手术条件。已经发生或术后有较高可能(中度及高度风险)发生复发或转移的胃肠道间质瘤患者，需要接受靶向药物治疗。

（曹　晖）

○ 摘编自《大众医学》2014 年 5 月 15 日

—— 专家简介 ——

曹　晖

曹晖，主任医师、博士生导师，上海交通大学医学院外科学教授，上海交通大学医学院附属仁济医院临床医学院外科教研室主任(兼大外科主任)、普外科主任、胃肠外科主任。

十一、揪出胃癌"潜伏兵"

　　电视剧《潜伏》热播荧屏，不少观众感叹，揪出潜伏人物太难了。而在健康领域，要想揪出胃癌等恶性疾病的潜伏症状则更是难上加难，由于尚无简便、行之有效的检查手段进行普查，目前国内早期胃癌占胃癌住院患者的比例还不到10％，许多人在确诊为胃癌时往往已属晚期。早期诊断是提高治愈率的关键。有数据表明，早期胃癌的治疗效果要明显好于进展期胃癌，早期胃癌术后 5 年生存率可达 90％以上。如何早期干预胃癌，提高生活质量？

　　首先要重视，早期胃癌无特异性症状，容易被患者和医务人员忽视。别以为只有剧痛才表示胃病已出现癌变。其实，一些上腹不适症状，如轻度胃部疼痛、膨胀沉重感、心窝部隐痛等都是胃癌的早期信号。然而，许多患者常将这些信号与胃炎或溃疡病简单画上等号，因而在治疗上走错方向。此外，如果癌变发生在胃窦部，可发生十二指肠功能改变，出现节律性疼痛。而这种症状与胃溃疡极为类似。如果主观地认为那仅仅是胃溃疡而自行服药，也容易耽误正确的治疗。因此，凡无胃病的老年人，一旦出现黑便更应警惕胃癌的可能。特别是在一般饮食控制或服用胃病药物后也不易止住时，应及时前往医院接受专门的检查。另外，不明原因的乏力、消瘦或进行性贫血也是胃癌进展的明显表现。此外，若原有慢性胃病的疼痛规律发生改变，或在治疗后反复发作，也必须提高警惕。

　　其次要勤查，胃癌的早期症状容易与其他疾病混淆，常被误判为胃溃疡、胃内单纯性息肉、良性肿瘤、肉瘤、胃内慢性炎症。因此，经正规治疗而效果不理想，并且逐渐消瘦的患者，应该考虑胃癌的可能，如能短期内复查胃镜，对病变部位进行活检，可减少误诊。有胃癌家族史的高危人群要进行定期观察。然而，不少人因为对自己的疾病没有深入的认识，或抱有侥幸心理，往往只是对症治疗而没有进一步去检查病因。其实，对这些患者需进行严密的随访监测，可提高早期胃癌的检出率。胃癌的高危人群包括以下这些：①40 岁以上有慢性胃炎病史，近期出现消化不良者；②行胃肠吻合术 10 年以上者；③患萎缩性胃炎、肠上皮化生、胃黏膜上皮异型增生、胃息肉、恶性贫血者；④长期酗酒、吸烟并喜高盐饮食、熏制食品和少食新鲜蔬菜者；⑤精神受到巨大刺激或长期抑郁者；⑥尤其是有胃癌家族病史者。

如果被确诊为胃癌，治疗原则是什么？胃癌治疗应遵循个体化、综合性的原则。所谓个体化治疗是指"同病异治、因人而异"。综合性则是根据患者的全身情况和肿瘤的局部情况，将现有各种对癌症有效的治疗手段有机地结合起来，合理地选择使用。通常，早期胃癌治疗以手术为主，术后可采用生物免疫治疗；中期胃癌除了手术外，再根据患者的自身状况和病情的发展程度选择化疗、放疗、生物免疫治疗等方式；晚期胃癌的治疗则以化疗结合生物免疫治疗。

（刘颖斌）

○ 摘编自《新闻晨报》2009 年 5 月 13 日

— 专家简介 —

刘颖斌

刘颖斌，上海交通大学医学院附属新华医院副院长，普外科行政主任，教授、博士生导师。

上海市医学会普外科专科分会副主任委员、胰腺外科学组副组长，上海市医师协会普外科医师分会副会长，中华医学会外科学分会肝脏学组委员，中华医学会肿瘤学分会肝脏学组委员，中国抗癌协会胆道肿瘤专业委员会常务委员，中国抗癌协会胰腺癌专业委员会常务委员。

十二、早期胃癌的微创治疗

在亚洲地区，胃癌仍然是最常见的致死性恶性肿瘤之一。随着胃镜技术的飞速发展和高危人群对胃镜检查的普遍接受，越来越多的早期胃癌得到了及时的诊断和治疗。尽管我国近年来人们生活水平及卫生保健意识普遍提高，但仍未能像日本和韩国那样，对胃癌的高危人群进行包括胃镜在内的普查，因此早期胃癌比例仍徘徊在 10% 左右，未见明显提高，与日本等国家仍有差距。因此，我们建议慢性萎缩性胃炎等胃癌高危人群应当定期检查，提高早期胃癌诊断率，而胃镜是首选的检查项目之一。胃癌的早期诊断意义重大，因为早期胃癌术后五年生存率可达到 95% 以上，也就是说绝大部分早期胃癌是可以治愈的。如能在早期获得诊断，应当积极接受包括胃镜、腹腔镜以及开腹手术在内的各种手术治疗。由于早期胃癌手术根治效果好，长期生存率高，因此很多患者接受治疗的目标已逐渐由提高生存率转向追求更高的生活质量，于是他们开始接受腹腔镜等微创技术对胃癌的治疗。

说起腹腔镜手术，最初总有一些患者担心这种技术在治疗胃癌时"开得不彻底"，这也是他们对腹腔镜手术最大的疑虑。事实上，对于经验丰富的腹腔镜胃肠外科医师而言，在腹腔镜胃癌手术中，能够遵守和开腹手术一样的根治原则，也就是说，在腹腔镜手术中，肿瘤切除和淋巴结清扫的范围和开腹手术是一致的。因此，从治疗效果上而言，腹腔镜胃癌手术的 5 年生存率与开腹手术也是相当的。唯一不同的是，开腹手术需要在腹部做一个长达 20 厘米左右的切口，而腹腔镜手术则只需在腹部做几个直径在 0.5～1.0 厘米的小孔，以及一个长 5～6 厘米的小切口。不要小看这缩短的十几个厘米，它能实实在在地减轻患者手术后的剧烈疼痛，减轻手术对患者的巨大生理打击和严重心理创伤，还能帮助患者更早起床活动，减少肺部感染、深静脉血栓形成等并发症的发生。

相信，随着患者防癌意识的不断增强，胃癌早期诊断率的不断提高，以及对腹腔镜胃癌手术认识的不断加深，会有越来越多的患者有机会接受胃癌的微创治疗，并获得更好的疗效和生命质量。

（郑民华）

— 专家简介 —

郑民华

郑民华，教授、主任医师、博士研究生导师，上海交通大学医学院附属瑞金医院普外科副主任、胃肠外科主任，上海市微创外科临床医学中心主任。

世界内镜外科联盟常务理事，亚洲内镜与腹腔镜外科医师学会（ELSA）前任主席，中华医学会外科学分会委员、腹腔镜与内镜外科学组组长，中国抗癌协会大肠癌专业委员会常务委员、腹腔镜外科学组组长。

十三、胃癌康复不是梦

胃癌是目前发病率最高的消化道肿瘤，人们曾这样形容胃癌——手术切不干净，放疗要了命。事实上，胃癌并不那么可怕，可控也可治。一旦不幸罹患胃癌，也不要自暴自弃，需知有许多胃癌患者术后康复效果都很好。

胃癌是一种多因素疾病，并不是所有的胃病都会演变成胃癌，所以一旦胃部不适，也不要杞人忧天。但是，对于胃癌相关疾病，如慢性萎缩性胃炎、胃黏膜上皮化生、胃黏膜上皮异型增生、慢性胃溃疡等应严密监测和积极治疗；如有幽门螺杆菌感染，应积极治疗和根除幽门螺杆菌。此外，有胃癌家族史者应定期检查，尤其是有男性胃癌家族史者更应警惕。

如果出现上腹不适或疼痛、食欲减退、消瘦、乏力、恶心、呕吐、呕血或黑便、贫血、腹部肿块等症状既要警惕，但也无需害怕，因这些既是胃癌，也是其他胃病的共同症状，如出现这些症状可通过上消化道造影和纤维胃镜检查来确诊是否是胃癌，而且目前血清胃肠道癌症标志物的检测对胃癌早期诊断也较有效，因此不妨去医院做这样的检查。

即使确诊患了胃癌，也千万不要害怕和灰心。因为近年来早期胃癌的治疗效果越来越好，术后5年生存率高于95％。外科手术是目前唯一能够治愈胃癌的方法，尤其是微创的内镜手术和腹腔镜辅助手术治疗早期胃癌创伤小、恢复快。对于进展的胃癌患者来说，控制恶变进展、延长生命并不是梦，而是可能的现实。目前上海长海医院每年进行胃癌手术达1 200余例，术后效果喜人，根据临床数据显示，胃癌防治关键在早期诊断、规范治疗。

胃癌患者术后会因为食欲不振、营养摄入不足而会出现体质每况愈下，所以饮食调理就显得更为重要，应恪守以下几点。①饮食要平衡：要维持正常的营养水平，最好的办法就是要保持平衡膳食。要求患者多进食优质蛋白质，富含维生素的食物，如鱼类、瘦肉、奶类、蘑菇、香菇等。此外，还应多食新鲜蔬菜，而且应一半是绿叶蔬菜，高蛋白质饮食主要是给患者补充各种必需的氨基酸，因氨基酸的平衡会抑制肿瘤的发展。②食物要细软：避免进食高盐、过硬、过烫食物，避免暴饮暴食，必要时可少食多餐，但要定时定量、吃易消化的饮食。③食物要新鲜：

多吃新鲜果蔬,少食腌制、烟熏和油炸的鱼、肉等食品,而更应远离香烟和过期食品。

（毕建威）

○ 摘编自《上海大众卫生报》2012 年 4 月 13 日

—— 专家简介 ——

毕建威

毕建威,教授、主任医师、博士生导师,上海长海医院胃肠外科主任。

擅长胃肠道肿瘤的手术治疗和复杂腹壁疝修复手术,尤其是在胃癌的综合治疗方面,形成了自己的专业特色。

十四、胃癌患者术前、术后饮食宜忌

胃癌手术，尤其是某些清除术，常会对患者机体造成较大的创伤，且患者又是营养不良的高发人群，术前就合并严重营养不良易使术后感染的发生率增加，伤口愈合不良，住院时间延长。因此，对于营养状况较差的患者，术前营养改善，关系到手术成败和疾病转归。

术前营养的总原则是供应充足的热能及碳水化合物，选择高蛋白质、高维生素饮食。充足的碳水化合物可以促进肝糖原合成和贮备，减少蛋白质消耗，弥补术后因进食不足造成的部分热能消耗；高蛋白质饮食有助于纠正长病程所致的蛋白质过度消耗、血浆蛋白下降、营养不良性水肿；维生素 C 可降低毛细血管通透性，减少出血，促进组织再生；维生素 K 参与凝血过程，可减少术中及术后出血；B 族维生素可加速伤口愈合并提高患者对失血的耐受性。但要注意的是，术前营养总原则并不能一概而论，如消瘦患者要有充足的热能及高蛋白质、高维生素膳食，使患者短期内恢复一定的体重，但肥胖的患者要摄取低脂肪、高维生素的膳食，以消耗部分体内脂肪，因为脂肪过多不利于伤口愈合。

胃癌术后的饮食宜忌，主要有以下 12 条。

（1）宜供给足够的能量，选择高蛋白质、高脂肪的食物：这样有利于伤口的愈合。可选择蛋类、乳类及其制品、瘦肉、豆腐、豆浆、新鲜蔬菜及成熟的水果等。

（2）选择易消化食物：宜少渣，易消化、排空较慢的食物。限量食用易产酸食物：如地瓜、土豆、过甜点心及糖醋食品等。少食粗粮及高纤维、易产气的蔬菜：如糙米、高粱米、玉米、小米、芹菜、韭菜、生萝卜、竹笋、芥蓝、洋葱、生葱、生蒜和蒜苗等。

（3）规律饮食、少量多餐、定时定量：研究表明，有规律地进餐，可形成条件反射，有助于消化液的分泌，更利于消化。每日进食最好六餐以上，少量多餐不仅有利于消化吸收，还可以增加总热能的摄入，预防体重减低；除个别情况外，尽可能每日定时就餐，到了规定时间，不管肚子饿不饿，都应主动进食；每餐食量适度，避免过饥或过饱。

（4）干稀分食：进餐时少喝汤与饮料，因流质饮料通过胃肠太快，并容易连同干的食物一起很快带下。因此，饮料须在进餐前后 30 分钟时饮用。饭后平卧休息 15～30 分钟，或采用平卧位进餐法，使空肠内容物回流至残胃，减少空肠过分膨胀，延长食物在胃中停留时间，并缓慢通过小肠，促进食物进一步消化吸收。

（5）温度适宜：饮食的温度应以"不烫不凉"为度。

（6）细嚼慢咽：以减轻胃肠负担。对食物咀嚼次数愈多，随之分泌的唾液也愈多，对胃黏膜有保护作用。

（7）烹调方法：宜采用蒸、煮、烩、炖等。

（8）注意防寒：胃部受凉后会使胃的功能受损，故要注意胃部保暖不要受寒。

（9）进食后有恶心、腹胀等不适：应减少或停止饮食，待症状消失之后，病情好转，再开始进食。

（10）忌油炸食物：因为这类食物不容易消化，会加重消化道负担，多吃会引起消化不良，还会使血脂增高，对健康不利。

（11）忌腌制及熏烤食物：这些食物中含有较多的盐分及某些可致癌物，不宜多吃，如腊肉、火腿、香肠、熏鸡、熏鱼等。

（12）忌生冷和刺激性食物：生冷和刺激性强的食物对消化道黏膜具有较强的刺激作用，容易引起腹泻或消化道炎症，因此应忌吃或少吃。生冷食物：如冷饮、冰激凌、雪糕、凉拌菜等；刺激性食品：如辣椒、胡椒、咖喱、芥末、辣椒油、浓肉汤、浓咖啡及浓茶等。

（余　震）

○ 摘编自《肿瘤患者手术后吃的学问》2012 年 5 月 1 日

── 专家简介 ──

余　震

余震，同济大学附属第十人民医院胃肠外科主任医师、教授、博士生导师，肠外与肠内营养诊疗部主任，兼任崇明分院院长。

主要擅长胃肠道手术和临床营养，包括胃癌、大肠癌、便秘、消化道瘘的手术治疗，以及临床营养和术后疲劳综合征的研究等。

肝｜脏｜外｜科｜

十五、走中国特色的肝癌外科发展道路

中国肝癌的发病特点

原发性肝癌是全球第六位的常见恶性肿瘤，也是第三位常见的肿瘤致死原因。中国是一个肝癌大国，全球一半以上的肝癌发生在中国，乙肝病毒感染是主因，占所有肝癌 80％以上。尽管随着乙肝疫苗的应用和经济生活水平的改善，乙肝相关性肝癌和黄曲霉素导致的肝癌发生率有所下降，但是由于艾滋病和毒品注射等社会问题日益严峻，丙型肝炎的发生率不断上升，使我国在将来相当长一段时间内，肝癌的防治工作依然任重而道远。

中国肝癌的诊疗特点

中国肝癌的发病特点决定了中国肝癌的诊疗特点不同于其他国家和地区。在我国很多老百姓没有常规医疗体检的条件和习惯，导致了许多肝病患者是出现症状后才去就诊的，并在首诊时就被确诊为晚期肝癌，失去了最佳的治疗时机。

毋庸置疑的是，肝切除在中国当前肝癌的治疗中，仍然占据了无可撼动的地位。因为无论如何，除了肝移植外，只有肝切除是主要的可以用来治愈肝癌的有效手段，这一点是介入治疗和索拉菲尼根本无法相比的。对于中国患者而言，可以手术切除肿瘤，对他们意味着有根治的希望，因此肿瘤切除依然是中国肝癌患者和其家属优先考虑的治疗方案之一。

中国特色的肝癌外科

20 世纪 50 年代，我国便开始了肝脏外科的探索和研究。1963 年有了国内第一例中肝叶肝癌切除手术报道，中肝叶切除在当时被认为是肝脏外科的禁区，手术最终取得成功。然而，由于当时条件和技术水平限制，对肝癌的手术切除率

仅仅为 10％～35％，而围手术期死亡率也高达 30％，非常不理想。

随着肝癌研究的深入，手术水平也得到显著提高，围手术期死亡率已下降到 5％～10％。进入 21 世纪后，我国的肝胆外科水平步入以疾病为诊治单位的模式。循证医学、转化医学这些全新的概念也在肝胆外科专业得到了很好的诠释。实践证明，从 20 世纪 50 年代起，直至今天我们一直走的是一条有中国特色的、属于我们自己的肝癌外科的发展道路。

中国肝癌外科的展望

肝癌的外科治疗从最早的能不能切、怎么切干净、扩大可切除人群，到切了之后如何评价疗效、再到采取综合治疗、如何防止术后复发转移，这个过程反映了中国肝癌外科治疗的进步。然而，我们还面临着很多问题需要解决。

在今后的相当长一段时间内，肝癌术后抗复发转移仍是外科中的难点和重点，期待有更多有效的药物和手段能够真正发挥作用。健康普查可让更多的患者得到早期诊断和早期手术治疗的机会。健康科普宣教让更多的肝病患者了解到肝癌的危害性，消除社会上仍然存在的乙肝歧视现象，让更多的乙肝患者能够坦然面对自己的疾病，做到定期检查和及时治疗，这样必然对于早期发现和治疗肝癌带来巨大意义。

总而言之，走有中国特色的肝癌外科发展道路，结合自身特点和优势，敢于创新，勇于争先，必然将使我国的肝胆外科事业推向国际大舞台。

（吴孟超）

○ 摘编自《文汇报》2015 年 5 月 7 日

—— 专家简介 ——

吴孟超

吴孟超，中国科学院院士，一级教授，著名肝胆外科学家。中国肝脏外科的开拓者和主要创始人之一，被誉为"中国肝胆外科之父"。最先提出中国人肝脏解剖"五叶四段"的新见解，在国内首创常温下间歇肝门阻断切肝法，率先突破人体中肝叶手术禁区，建立了完整的肝脏海绵状血管瘤和小肝癌的早期诊治体系。2005 年度国家最高科学技术奖获得者，获评 2011 年度感动中国人物。

十六、创新不是"想当然"

1956 年，我听一位老医生讲，日本的医学代表团到中国访问时，他们的专家傲慢地说："中国肝脏外科要想赶上国际水平，最少要 30 年时间。"这话促使我们下定决心，要用实际行动为我国医学争光。

1958 年，我们成立了"肝脏外科三人研究小组"，制作出我国第一具肝脏血管铸型标本，建立了肝脏五叶四段解剖学理论。做基础研究，首先要了解肝脏结构，其次是解决手术出血问题。这些问题在当时都是难以解决的大问题。

后来，我们又发明了常温下间歇性肝门阻断切肝法。过去，切肝都是低温下，温度到 32 ℃再开刀。因为阻断肝门时间不能太长，时间长了要坏死。当时我们就想，能不能在常温下间歇阻断切肝，既控制了出血，又能让患者少受罪，还能减少并发症，这使得手术的成功率一下子提高到 90％，这个方法直到现在还在使用。

1963 年，我们准备进军中肝叶。中肝叶被称为肝脏外科"禁区中的禁区"。做中肝叶手术确实需要有一定的勇气，更需要严谨求实的科学态度。手术前，我们对动物进行实验观察，一直到确认已经达到了保险系数，才敢在患者身上动手术。正是这第一台中肝叶切除手术，让我们迈进了世界肝脏外科的先进行列。

创新需要有敢于怀疑、勇闯禁区的精神和胆识，更离不开科学的态度和严谨诚信的学风。因为创新不是"想当然"，而是脚踏实地去探索，日复一日去积累。近年来，随着我们国家改革开放的深入，我们的经济得到了快速发展，科技水平和创新能力也大幅度提高，科技成果层出不穷。但另一方面，社会上有一些不良风气也逐渐渗透到学术界。

学术腐败、剽窃造假事件接二连三地发生，不仅引起全社会的反感，也导致国内外权威杂志对我国学术界的质疑。学术不端行为既影响创新能力的提升，还败坏了严谨求实的学风，浪费了大量的科研经费和资源，结果是学术造假和追名逐利风气扩散、蔓延，导致了社会道德败坏，创新能力下降。因此，要引起全社会尤其是年轻人的重视，一定要老老实实地做人、严谨诚信地做事。

我这辈子就干了一件事，那就是与肝癌作斗争。1958 年到现在（2013 年——编者注）已经 50 多年了，我却还没有把肝脏完全弄清楚，还没有毕业，所以还要继续干下去。其中的失败、挫折和磨难，不是几句话能说完的。我也苦恼过、彷徨过，但我没有退缩，坚持干下来了。很多老一辈科学家也都是一生只干一件事。而干好干成一件事，要付出的努力和汗水是不言而喻的，所以我也希望大家做事做学问要有恒心，吃得了苦，受得了罪，耐得住寂寞，干一行爱一行，钻一行精一行，这样才能有所成就。

（吴孟超）

○ 摘编自《健康报》2013 年 2 月 1 日

十七、科普托起中国梦

　　现在大家都在谈论如何实现中国梦，我认为人民大众的人文素养和科学素养是重要基石。目前大力培育和弘扬的社会主义核心价值观，可以理解为是对人文素养的概括，是非常重要的。同时，也不能轻视科学素养的培育和提高，否则也难以实现中华民族伟大复兴。科学素养是实现中国梦必不可少的基石，而科普则是提高人们科学素养的重要途径。

　　科学素养我理解有三方面内涵：一是科学知识，属于"硬实力"；二是科学方法；三是科学精神。其中的后二者可理解为"软实力"。硬实力和软实力相辅相成，硬实力是基础，软实力是灵魂。科普的任务首先是传播科学知识。科学知识有两个层次，现在普及科学常识的比较多，结合国情、系统传播科学研究最新进展和动向的比较少，而后者恰恰是提高科学素养必不可少的。其次，科普也应重视宣传科学方法。我在科研过程中体会到，辩证思维是科研取得进展所不可或缺的，为此写了《试论早期肝癌研究之道》等文章。辩证思维是科学方法的核心，其中"逆向思维"也就是质疑，往往是取胜之道。为此，我又写了《提高软实力，迎接新挑战》一文，还出版了《医学"软件"》《中国式抗癌——孙子兵法中的智慧》等书。最后，科普需要传播的更为重要的东西是科学精神，其中严谨和创新是重中之重。伟大的科学发现都是严谨求实的产物，而不是急功近利的结果。至于是否严谨、是否创新，还需要通过实践去检验，所以重视实践也是科普需要强调的。总之，科普不仅要给人以科学知识，还要培养人掌握科学方法和科学精神，最好能给人以启发，激起人强烈的创新欲望。

　　科普既然如此重要，那么应该如何去推进呢？我提倡两条腿走路，首先是科学家自己动手写科普文章，同时也需要一支科普专业队伍。提倡科学家自己写科普文章，是因为科学家掌握第一手资料，而且只有科学家才能写出科研的思路。例如，我能写出《肝癌漫话》，是因为当时我们已有诊治 1 000 多名肝癌患者的经验和教训，有全国 3 000 多名肝癌患者的资料，有十几年早诊早治的实践和思路，还了解当时国内外相关动态，这些都是写好科普文章的基础。科学家写科普文章，不仅有助于科学普及，对自己也有帮助。因为科学论文的读者是专业人员，很多问题无须去解析；而科普文章的读者是非专业人员，不但语言要通俗，还要"从头讲起"，其目的不单是让读者"知其然""知其所以然"，还要"知其来龙去脉"。写科普文章的过程对科学家也是一个提高。除了提倡科学家自己动手写科普文章，科普工作也的确需要有一支专业队伍。多年前我曾看过《科学美国人》上关于癌症的科普文章，至今印象深刻，它就是有广泛专业知识和人文修养的科普专业人员写的。在科普方面，我们还需进一步努力。

（汤钊猷）

○ 摘编自《人民日报》2015 年 5 月 27 日

── 专家简介 ──

汤钊猷

　　汤钊猷，中国工程院院士，著名肿瘤外科专家，复旦大学肝癌研究所所长、教授。在肝癌早期发现、诊断和治疗方面做出了创造性的贡献，首先提出了"亚临床肝癌"的概念，被国际权威称为"是人类认识和治疗肝癌的巨大进展"。

十八、孙子兵法中的抗癌智慧

《孙子兵法》虽仅 6 000 字,确乃千古不朽之作。它不仅可用于军事,可用于管理,可用于科研,也可用于治病。笔者从事癌症临床 40 余年,主要研究的是消化道癌症,特别是肝癌。虽然不同的癌症其诊断与防治各有不同,但"共性"仍是主要的。为此愿意借学习《孙子兵法》之机,为抗癌战提供一点个人的思路,为癌症患者和医者提供一点参考。

(1) 就医:孙子启示:"兵者,国之大事。"面对癌症:对个人而言,是生死攸关的大事;对社会而言,是人口死亡的主要原因。为此癌症就医不能掉以轻心,要当作大事来抓。

孙子说:"兵者,国之大事,死生之地,存亡之道,不可不察也。"既然战争的决策是关系到国家和军民生死存亡的大事,必须认真对待。从医学角度来看,人的生、老、病、死,也都是人生的大事。而癌症是机体与癌的战争,是涉及"病"和"死"的大问题。癌症是我国当前人口数一数二的死亡原因,当然是属于大事。为此对癌症患者的就医,必须作为人生的大事来抓,决不能掉以轻心。

(2) 诊断:孙子启示:"先知者,必取于人,知敌之情者也。"癌症治疗决策,首先要弄清"癌情",关键是尽可能获得第一手资料,去伪存真,进行综合分析,但过度检查则弊多利少。

癌症患者就医后的第一步是解决诊断问题,诊断明确才能对症下药,才能做出治疗的选择和决策,这是与癌症开战的前提,也是抗癌战取胜的前提。确定癌症后,肿瘤情况的好坏是医生首先要考虑的问题,也是患者和家属最为关注的问题。孙子说:"地者,远近、险易、广狭、死生也。"大意是战争决策除"天时"以外,"地利"也很重要。在肿瘤学专著中有各种癌症诊断标准和治疗选择的篇章,治疗选择主要是根据"瘤情(肿瘤情况)"来决策的。

(3) 治疗:孙子"以正合,以奇胜"不仅能使战争取胜,也是指导抗癌战的重要战略思维。但一定要记住,"正"是基础,"奇"是灵魂,两者不能偏废。对于抗癌战而言,只是按部就班办事,难有突破;但不在"正"的基础上的奇思乱想,也难取胜。

最近几年我国肿瘤学界十分重视"诊疗规范"的制定。笔者以为,在遵守规范的同时，重点应该思考如何出奇制胜，尤其是对那些目前治疗效果很差的癌症或较晚期的癌症。笔者并不是主张患者都不去听医生的话，而是思考如何在规范治疗的基础上发挥医生、患者和家属的主观能动性。

（汤钊猷）

○ 摘编自《文汇报》2014 年 6 月 19 日

十九、治小肝癌，能切就切

目前，长期生存的肝癌患者已成批出现，肝癌已由"不治之症"变为"部分可治之症"，小肝癌的疗效则是其中的"优等生"。早期发现小肝癌十分重要。

对于 HBV(乙肝病毒)或 HCV(丙肝病毒)血清学指标阳性、有肝硬变或慢性肝炎史、年龄在 35 岁以上的男性可视为高危人群，对其定期监测是发现早期小肝癌的主要途径。

AFP(甲胎蛋白)和 B 超是目前小肝癌筛查的最敏感、方便且经济的监测手段。

对 AFP 低浓度阳性者可辅以 AFP 异质体检测，对 AFP 阴性者可行其他肝癌标志物的检测，利于早期肝癌的定性诊断。

超声、CT 和磁共振成像等影像学技术的进展，使诊断 1 厘米以下的小肝癌不再困难。新型造影剂进一步提高了超声和 MRI 的敏感性，超声造影有助于评价肝癌的血管分布和血供情况。组织特异性 MRI 增强剂(如超顺磁性氧化铁)也可进一步提高小肝癌的检出率。此外，三维成像技术的发展，为诊断小肝癌也提供了新的手段。

B 超引导下的细针穿刺细胞学检查，在必要时也是很好的诊断手段。

小肝癌可选择的治疗方式有多种，包括肝部分切除、肝移植、介入栓塞、局部治疗方式及辅助性免疫治疗等措施。

(1)肝部分切除：小肝癌患者切除术后的生存率约是大肝癌的两倍。所以，手术切除仍然是小肝癌的首选治疗方法。但是，肝部分切除创伤较大，常受肝功能状况、肝癌部位、患者经济条件等因素的影响。对于肝硬化背景较重的患者来讲，这并不是一个较理想的选择。

(2)介入栓塞：对于无法手术切除的小肝癌，介入栓塞可作为一种治疗选择，但其疗效受肿瘤动脉血供的制约，常难以完全杀死肝癌细胞。由于小肝癌的动脉血供常不丰富，因而它对小肝癌的应用价值不如大肝癌。

(3)局部治疗：包括无水酒精注射(PEI)、射频消融(RFA)、微波、高强聚焦超声(HI-FU)、γ 刀等。很多研究表明，射频消融对于小肝癌的疗效优于酒精注射，其在改善小肝癌患者生存率的同时，并不增加不良反应的发生率。因而，射频消融已成为小肝癌非手术治疗中较受推崇的治疗选择。其他局部治疗方式的效果仍有待长期临床随机对照试验来验证。

（4）肝移植：小肝癌是肝移植的适应证之一。肝移植对治疗小肝癌也有满意的疗效，对那些肝功能差得近乎功能不全的患者来讲，几乎是唯一的选择。但是，肝移植费用巨大，时常也有一些较严重的并发症，且多需要终身治疗。在我国现阶段，绝大多数患者尚难以承受肝移植的巨额费用。

（樊　嘉）

○ 摘编自《家庭医生报》2007 年 3 月 26 日

—— 专家简介 ——

樊　嘉

　　樊嘉，主任医师、教授，复旦大学附属中山医院院长、肝外科主任，复旦大学器官移植中心副主任、复旦大学上海医学院肿瘤学系副主任，上海市肝肿瘤临床医学中心副主任。

　　擅长肝脏肿瘤外科诊疗及肝脏移植，对肝脏移植进行了系统研究，确立了适应我国国情的肝癌肝移植适应证——"上海复旦标准"。

胆｜道｜外｜科｜

二十、胆囊息肉大于 1 厘米，敲响警钟

　　发现胆囊中出现结石和息肉，许多人起初往往都会紧张地就诊治疗。控制治疗之后便又虎头蛇尾，疏于追踪随访。其实，胆囊结石和胆囊息肉也会转化为胆囊癌。尤其是当胆囊腺瘤样息肉直径大于 1 厘米，并且其蒂短而粗者，最易出现恶变。对于这类胆囊息肉患者应当格外引起警惕。

　　胆囊癌的早期表现往往与消化道疾病很相似，比如右上腹疼痛、消化不良、厌油腻、嗳气、胃纳减少等。因此，不少患者出现以上症状时常会主观臆断为慢性胆囊炎或肠胃炎发作而不加重视。直到出现皮肤发黄，右上腹出现肿块时才会前往医院就诊。此时，往往已是胆囊癌的晚期，根治率仅为 20％～38％。

　　通常，长期罹患胆结石而疏于治疗，也会导致结石持续刺激胆囊，引起长期慢性炎症，并导致胆囊上皮的癌变。据统计，胆囊癌伴存结石者占 80％以上，因此很有必要建议那些 40 岁以上的人群，特别是妇女，如出现胆囊炎、胆结石或息肉等，最好定期进行 B 超检查以追踪检查。一旦发现胆囊腺瘤样息肉直径大于 1 厘米，并且其蒂短而粗者，尤须警惕恶变可能。

　　胆囊癌的治疗原则是早期发现，早期诊断，及时实行根治性切除。目前诊断胆道疾病的首选检查方法是 B 超，其诊断准确率达 75％～82.1％。此外，近年来也开始采用内镜超声的方法，进一步完善胆囊癌检出率。通过这种方法可以判定胆囊壁各层结构受肿瘤浸润的程度。

　　一旦确诊后应当立即进行规范的治疗。其中，手术治疗是胆囊癌获得根治的唯一途径。由于胆囊癌的肌层很薄弱，相比较单纯性胆囊切除手术而言，目前建议采用胆囊癌根治术。

　　对于 V 期的患者，应视其具体侵犯的器官决定手术方式。此外，对于侵犯胰腺实质以及一部分广泛淋巴结转移的患者可考虑胆囊癌扩大根治术，即局限

性肝切除加胰十二指肠切除术。注意术后最好辅以化疗、放疗以及中药治疗，巩固治疗作用。

（刘颖斌）

○ 摘编自《新闻晨报》2009 年 8 月 19 日

二十一、胆囊结石危害大不大

众所周知，胆囊结石的发病率随着生活水平的提高和饮食结构的改变而变得越来越高了。因此，它毋庸置疑成为了老百姓关心的疾病之一。特别是生了胆囊结石到底有没有危害，尤其成为焦点。

胆囊结石形成的原因尚不清楚，其中因素有很多。目前认为和高脂饮食摄入量增加有一定关系，不过这也只是诱因，胆囊结石的成因多种多样，真正形成胆囊结石的原因还不十分清楚，还有很多疑惑有待解疑，有很多问题有待进行更深入的研究。

胆囊结石分为两种：一种是没有症状的胆囊结石，另一种是有症状的胆囊结石。

没有症状的胆囊结石也叫安静的胆囊结石，它就像个定时炸弹一样没有爆发，有些甚至终生都不会爆发。对于没有症状的胆囊结石可以随访，因为这部分患者没有疼痛，身体不会感到不适，也不会对他们的工作生活起到任何影响，所以并不需要马上手术治疗。但是随访确实是有必要的，每三个月或者半年做一次 B 超，看看结石有没有从一颗变成几颗，因为一颗变成几颗就说明结石还在不断形成的过程中；再看看结石有没有增大，更重要的是看看胆囊壁有没有增厚，胆囊有没有萎缩，这是因为有部分胆结石患者胆囊会癌变，所以仍要注意这个方面的问题。

这种患者平常要注意清淡饮食，不要暴饮暴食，过分油腻的饮食会刺激胆囊的收缩，有的时候使无症状会变成有症状。这是因为胆囊像个口袋，颈部如同袋口较细小，而胆囊底部比较大，胆囊在收缩过程中，如果结石从底部到了颈部，万一嵌顿就会发生疼痛，由此无症状变成有症状了。

有症状的胆囊结石，这部分患者经常发生急性胆囊炎，表现为右上腹剧烈疼痛向右肩背部放射，有时候还伴有发热、黄疸。有黄疸说明胆囊结石掉到胆总管里去了，这部分患者需要马上到医院治疗。也并不是说所有急性胆囊结石都要马上手术，如果患者经过消炎利胆等非手术治疗以后，疼痛缓解了，这部分患者也可以不马上手术。如果一部分患者经过治疗以后疼痛还是没有缓解，那么就要开刀了。若胆囊变得很大，胆囊里的胆汁变成白胆汁，都需要手术。痛的时候结石从胆囊跑到胆总管里面去了，引起阻塞性黄疸和急性胰腺炎，这都要考虑积极的治疗，有的患者急性胆囊炎好了以后变成慢性胆囊炎，没有剧烈的疼痛，但是经常右上腹不适、隐痛。如果遇到反反复复右上腹不舒服的，还是建议手术。

值得一提的是，对于糖尿病患者，胆囊炎不容易控制，容易引起胆囊穿孔，炎症也会加重糖尿病，因此这类患者还是要积极手术。

此外，胆结石的疼痛要与一些疾病相鉴别。胆结石的疼痛有两种：一是绞痛，绞痛是非常剧烈的，一阵一阵的痛。其特点是右上腹的疼痛，且疼痛会向右肩背部放射。这种疼痛要和肩背部疼痛相鉴别，有些不是胆囊疾病引起的肩背部疼痛，如心脏病也会被误认为胆结石的疼痛。二是隐痛，还有种痛不是绞痛，是隐痛，以慢性胆囊炎为主，这种痛和慢性胃炎、胃溃疡、十二指肠溃疡、结肠肝区肿瘤不容易区分。有时候疾病也会交叉存在，手术以前一定要认真排查，找到引起疼痛症状的确切原因和疼痛发生的部位。

总之，胆囊结石并非是一个非常可怕的疾病，一旦患上，胆囊结石患者也无须过于紧张，多在生活饮食上避免诱因，遵循医嘱积极治疗，就能有健康的状态。

（王　坚）

○ 摘编自《健康财富》周刊 2010 年 3 月

—— 专家简介 ——

王　坚

王坚，教授，博士生导师，上海交通大学医学院附属仁济医院胆胰外科主任。2009 年获得上海市卫生系统第十二届"银蛇奖"二等奖。2010 年入选市卫生局"新百人计划"。2012 年获"上海市优秀学术带头人"。

主要从事肝胆胰及腹壁疝外科的临床与基础研究，擅长肝胆胰领域的各种复杂手术。

二十二、"打洞"不是小手术

门诊经常遇到这样的患者，胆囊结石并发胆囊炎，反复发作多年，前来要求做胆囊切除，点名就说"打洞"，只做打洞，不做手术，好像打洞就不是手术。这些患者往往都误认为微创手术都是好的，既安全又无痛，随时都可以做。而事实并非如此。

近 20 年来，随着医学影像处理技术和外科操作器械的日新月异，外科微创技术迅猛发展。最早期的腹腔镜仅是为了能够进入腹腔观察腹部情况，用于辅助诊断疾病，到如今已经能够开展胃肠、肝胆胰脾等各类大中型手术，使得当今外科进入微创外科时代。

由于外科技术的普及和宣传推广，即便不具备医学知识的非专业人员也对此略知一二，有的甚至耳熟能详了。因为很多手术比如最常见的胆囊手术，绝大多数患者仅在腹部切开 3～4 个 0.5～1.0 厘米的切口，其中一个在肚脐部，就可以完成胆囊切除。由于没有大切口，仅有几个小洞眼，俗称"打洞手术或者钥匙孔手术"，手术后一般当天就可以活动，2～3 天就可以出院了。现在还有在脐部做一个 2 厘米左右的单孔就完成胆囊切除等手术，不但创伤小而且没有瘢痕，又成了一个具有美容意义的无瘢痕手术。

但实际上，大多数人对此存在误区。比如，手术的大小是按照对机体造成的损伤、恢复的快慢等情况相对而言的，医学上有手术的分级，但并不存在绝对的大中小手术的定义和分类。所谓的小手术，如果出现意外或者并发症一样会有生命危险。以前曾有报道，一个外痔的切除因发生麻醉意外而死亡。就拿腹腔镜摘除胆囊手术来说吧，虽然外表只是打了几个洞，但腹腔内的手术步骤与传统开腹手术是一样的，都是把胆囊完整切除，麻醉也是一样的全麻，只不过是腹壁切口变小了，手术后的疼痛变小了，瘢痕也显著变小甚至看不出来。而腹腔内手术的各类损伤和并发症、麻醉的意外和风险，都是一样的。此外，腹腔镜手术还有一个风险，就是做手术的时候，为了使得腹腔内有空间而利于操作，需要在腹腔内打气，一般是二氧化碳，压力达到 12～15 毫米汞柱才能手术。这种情况对于心肺功能正常的人，影响极小，但如果存在心脑血管疾病、肺功能不全等情况，腹腔内的气体高压对全身循环系统影响较大，容易形成二氧化碳蓄积、气体栓塞等,导致发生心脑血管意外,一旦出现,有时候是致命的。

所以,不能认为"打洞手术"是小手术,是手术就有风险。医学是一门相对科学的学科,永远没有百分之一百的安全。医生永远是凭着过去成功的经验和失败的教训来面对一个也许是全新的患者,尽管大多数情况下可以对病情做到部分预料和掌控,但也常常面对无力回天、救治乏术的无奈和困境。

（施宝民）

○ 摘编自《江苏卫生保健：今日保健》2014 年 5 月

—— 专家简介 ——

施宝民

施宝民,主任医师、教授、博士研究生导师,同济大学附属同济医院普外科主任、外科副主任。

主要从事普外科尤其擅长肝胆胰脾外科及其微创外科的基础和临床研究。对于肝胆胰及消化道肿瘤、复杂的肝内外胆管结石、门静脉高压症的外科治疗和微创外科技术有较深入研究。

二十三、胆囊癌有六大高危致病因素

了解胆囊癌之前，我们先看一下胆囊位置和作用：胆囊位于右上腹肝脏下缘，和肝脏紧贴。它是一个囊袋形的器官，主要是用来储存和浓缩肝脏所分泌的胆汁，就像一个胆汁的仓库，每当我们饮食后，储存在胆囊里的胆汁就会被释放出来，辅助食物的消化。

而且，胆囊癌是一种恶性程度非常高的肿瘤，一般发现时只有不到 1/4 的患者能手术，仅有不到 16％ 的患者生存期超过 5 年。

以前我们把胰腺癌叫做"癌中之王"，现在胆囊癌已经有取而代之的趋势了。不过如果能够早期发现胆囊癌，有一些患者还是可以通过手术来治愈的。

生了胆囊癌，在早期一般是无明显的临床症状，有一些合并了胆囊结石、胆囊息肉的患者可能会出现右上腹饱胀不适、隐痛等慢性胆囊炎的表现；

只有当发展到了中、晚期后，会出现右上腹痛并逐渐加剧，如肿瘤侵犯了胆管，会出现皮肤、眼白发黄等症状；而到了晚期，肿瘤转移至肝脏、肺、脑、骨骼等部位，可相应出现转移部位疼痛以及相关脏器的症状。

医学上通常是联合肿瘤标志物和 CT、MRI（磁共振显像）来诊断胆囊癌，通常会有肿瘤标志物 CA19 - 9、CEA、CA125 和 CA242 升高，同时肝胆超声、CT 和 MRI 上能看到胆囊位置有肿块。但是这些在早期胆囊癌中的确诊率并不高，不到 30％，一般能查出来时都是中晚期的。

通过刚才的介绍，大家可以知道胆囊癌是一个非常难处理的疾病，对于这样恶性程度极高的肿瘤，医生们能治愈的患者还是有限的，所以要重在预防。

要想预防胆囊癌，就需要先知道有哪些原因会导致胆囊癌。目前医学上认为胆囊癌是在这几种疾病上演变而来的：①胆囊结石；②胆囊息肉；③长期慢性胆囊炎；④先天性胆管囊肿；⑤胆管—胰管合流异常等；⑥其他危险因素，吸烟、代谢紊乱综合征，比如糖尿病、高血脂、肥胖等。如果体检发现上述疾病，应该及时到医院就诊，让医生评估您是否有患胆囊癌的风险。

（王许安）

○ 摘编自看看新闻网 2017 年 4 月 14 日"全国肿瘤防治宣传周"特别节目

二十四、生存率极差的胆囊癌，医生有哪些治疗思路

胆囊癌是发生在胆囊的恶性肿瘤，约有 85％的胆囊癌患者合并胆囊结石，可能会有右上腹饱胀不适等慢性胆囊炎的表现，容易被忽略，等到症状加重再就诊时就已经处于晚期了，失去治疗的最好时机。因此，胆囊癌的预后很差，患者中位生存时间不足 1 年，5 年生存率不足 5％。那么胆囊癌有什么治疗方法呢？

目前，手术切除是胆囊癌唯一有可能根治的方法。手术切除的范围根据病情的严重程度、肿瘤的大小和范围决定，主要包括胆囊切除术、胆囊癌根治术、胆囊癌扩大根治术。早期胆囊癌仅行胆囊癌切除，5 年生存率可达到 95％。但是，由于多数患者发现时已经是晚期，手术的目的仅仅是减轻症状。

胆囊癌对化疗、放疗不敏感。有研究表明，以吉西他滨为主联合其他药物的化疗方案可能对胆囊癌有一定的效果，提高生存期；对胆囊癌进行局部放疗也可能对治疗胆囊癌有一定的帮助，但是现在还没有统一标准的化、放疗方案，效果也待进一步多中心、大样本的临床实践结果来验证。

现在靶向治疗越来越受关注，临床上有应用靶向 $EGFR$ 基因的药物如西妥昔单抗、厄洛替尼等，但是由于非针对性，这些靶向药物对胆囊癌治疗效果仍旧十分有限。目前上海交通大学医学院附属新华医院普外科针对 ErBb 家族的靶向治疗药物 KBP－5209（哌罗替尼）正在招募晚期胆囊癌患者进行 Ⅰ 期临床试验，有望改善胆囊癌患者的生存质量和生存率。

除了以上这些胆囊癌治疗的方法，最主要的还是要做到预防为主。有症状的胆囊结石，特别是胆囊结石大于 3 厘米，瓷化胆囊、单发直径大于 1 厘米的胆囊息肉、宽蒂息肉等都是胆囊癌的高危因素，如果患有以上疾病应该尽早进行胆囊切除。

（李茂岚）

○ 摘编自看看新闻网 2017 年 4 月 14 日"全国肿瘤防治宣传周"特别节目

胰｜腺｜外｜科｜

二十五、"胰"战到底：扼住胰腺癌的"七寸"

　　胰腺癌是一种较常见的消化系统恶性肿瘤，占整个消化道恶性肿瘤的8％～10％，其病因尚未明确，大致上说来与吸烟、糖耐量异常或糖尿病、慢性胰腺炎和饮酒等有关。近年来其发病率及死亡率在世界范围内均呈现不断上升的趋势。胰腺癌5年生存率在被统计的各种癌症中长期保持着最低的纪录，因而被称为"癌中之王"。既往报道也都显示大部分胰腺癌患者在就诊时已处于中、晚期，丧失了根治性切除的机会。但胰腺癌早期会有一些临床表现，因没有特异性，常常会被患者和医生忽视而没有及早发现。实际上出现下列症状时，做一些血清学肿瘤指标检测和上腹部增强的 CT 或者 MRI，就可以尽早做出明确诊断，得到根治性治疗，我们就可以扼住胰腺癌的"七寸"，提高胰腺癌的诊疗水平。

　　胰腺癌早期有以下五大症状。

　　（1）上腹部不适及隐痛：胰腺肿瘤常致胰管或胆管梗阻，引起胆道内压力升高胆管及胆囊均有不同程度的扩张，患者可感到腹部不适及隐痛。腹痛在胰头癌患者还是很常见的症状，至于胰体尾部癌腹痛发生率更高，且可由于累及腹腔神经丛而呈显著的上腹痛和腰背痛。

　　（2）食欲减退和消瘦：肿瘤常使胰液及胆汁排泄受阻，因此影响患者食欲且有消化吸收不良，经常会有腹部饱胀感、不想吃东西，时有消化不良引起的腹泻，尤其是突发无法解释的脂肪泻，导致体重明显减轻。

　　（3）梗阻性黄疸：肿瘤部位若靠近胰头壶腹周围，可以压迫胆管，皮肤、眼睛巩膜黄染可较早出现，黄疸常呈持续，且进行性加深；小便颜色加深、酱油样，大便色泽变淡，甚至呈陶土色，时常伴有皮肤瘙痒症。

　　（4）腹部肿块：胰腺癌除致梗阻性黄疸外亦常致胆囊肿大，可在右上腹清楚扪及。梗阻性黄疸伴胆囊肿大常提示壶腹周围肿瘤。

　　（5）突发性糖尿病和胰腺炎：患者会突发糖尿病而又没有使之发病的因素，

如既无家族史，又非肥胖者。或者突发急性胰腺炎，如果有慢性胰腺疾病应加倍注意。

目前胰腺癌治疗是以手术切除为主的综合治疗，包括根治性手术、化疗、放化疗、生物免疫治疗、中医中药调理和支持治疗等。手术切除仍然是患者获得治愈、长期生存的唯一有效方法，胰腺癌手术也是技术难度极高、创伤范围极广、围手术期风险极多的一种手术。

随着围手术期技术的提高，胰腺外科手术安全性有极大的改善。我们可以借助现代影像技术和微创诊疗方法，进行胰腺癌术前的精准判断，为胰腺精准手术提供指导；手术中运用"动脉先行""静脉搭桥""保留脾脏""合理淋巴结清扫"等先进手术技巧，实施安全的胰腺癌根治术，如"精准全胰切除""联合血管切除的胰腺癌根治术"等，力求及时、精确的判断与准确、合适的处理，最终达到精准的手术目的与良好的治疗效果。

胰腺癌是我们医生和患者需要一起共同攻克的堡垒，树立战胜疾病的信心、双方密切配合共同努力，才是战胜胰腺癌的关键。

（傅德良）

○ 摘编自上海新闻广播《活到 100 岁》2016 年 7 月 27 日

—— 专家简介 ——
傅德良

傅德良，博士生导师，复旦大学附属华山医院胰腺外科主任、胰腺癌诊治中心主任，复旦大学胰腺病研究所常务副所长。

主要从事胰腺癌分子生物发病机制、早期诊断和综合治疗的基础和临床研究。

二十六、80 岁以上高龄患者胰十二指肠切除手术须知

随着社会经济的发展，人民生活水平的提高以及科技的进步，人们的预期寿命显著延长，对生活质量的要求越来越高。目前上海人均预期寿命已近 83 岁，位居全国之首。世界卫生组织将 65 岁作为中年与老年的分界，我国界定 60 岁以上为老年。老年人是肿瘤的高发人群，随着人口老龄化，高龄肿瘤患者逐年增多。文献报道 40～44 岁胰腺壶腹周围癌发病率为 2/10 万，而 80～84 岁高达 100/10 万，因此高龄胰腺壶腹周围癌的治疗是我们面临的一大难题。

什么是胰十二指肠切除术？胰十二指肠切除术是治疗胰头癌及壶腹周围癌的一种手术方法，它是普外科最复杂的手术之一，要切除胰头、全部十二指肠、胆囊、胆总管远端、远端胃、部分空肠以及周围的淋巴结。

为什么要做胰十二指肠切除术？胰头癌、壶腹周围癌的唯一可获得治愈的治疗方法是胰十二指肠切除术。而对于该类患者，如果仅采取姑息性手术，单纯放化疗，手术存活时间仅数月。因此，如果没有手术禁忌，手术应是首选。

胰头癌、壶腹周围癌有何症状，如何诊断？目前发病原因尚未明确，胰头癌及壶腹周围癌好发于吸烟者及高脂饮食的摄入者。长期接触有害化学物质，长期患有慢性胰腺炎也是该病的高危人群。该病缺乏特异性的临床表现，多表现为上腹隐痛不适，易被患者及医师误诊为胃肠疾病。大多数患者以黄疸为主要症状就诊。部分患者出现体重下降，剧烈腰背部疼痛，腹部肿块与腹水等已多属晚期。新发糖尿病是一个非常重要的表现，应引起高度重视。该病的早期诊断比较困难，40 岁以上患者出现上腹不适，新发糖尿病或出现黄疸时要将该病考虑在内，做进一步检查，包括血清肿瘤标志物 CA19 - 9 的检测、腹部 CT 等，多可明确诊断。

高龄胰十二指肠切除术安全吗？自 1935 年 Whipple 首先实施该手术以来，胰十二指肠切除术已有近百年的历史，并且初始手术死亡率高达 40％。长期以来该手术创伤大、并发症多、死亡率高，因而开展受限，高龄患者是手术禁忌。然而，近年来随着外科技术、麻醉技术以及重症监护技术的提高，在一些大的医疗中心，该手术的死亡率已降至 3％以下。但对 80 岁以上高龄患者进行胰十二指

肠切除术仍心存疑虑,患者、家属及医务人员常将 80 岁作为该手术的年龄禁忌。

80 岁以上高龄患者家属如何准备? ①老人患胰腺壶腹肿瘤时,首先家属要给予积极疏导,消除患者的恐惧心理。②要嘱咐老人进行适量的轻度运动,给予高蛋白、低糖、低盐、低脂、多纤维饮食。督促患者规律睡眠,嘱咐老人规律服药,协助老人控制高血压、冠心病、糖尿病等合并症。③适应性锻炼:老人学会床上大小便,帮助老人咳嗽、咳痰,帮助老人早期下床活动以及戒烟。④选择权威的医疗中心、经验丰富的胰腺专业团队为患者进行治疗。

(黄新余)

○ 摘编自《家庭用药》2014 年 2 月 1 日

— 专家简介 —

黄新余

黄新余,教授,主任医师,博士研究生导师,上海交通大学附属第六人民医院普通外科行政副主任,上海市医学会普外科专科分会委员。

二十七、老年胰头癌的治疗

　　胰头癌起病隐匿、病情进展快、恶性程度高。由于解剖部位的特殊性,早期症状不明显,临床很难早期发现。胰头癌的症状主要表现为:①厌食,消化不良及体重下降;②腹部不适或疼痛:约有半数患者以腹痛为首发症状;③黄疸:表现为皮肤及巩膜发黄。随着年龄的增长,老年人可能出现认知功能障碍,对疼痛的敏感性下降,使胰头癌的症状更加不典型,易导致漏诊或误诊。

　　对于老年胰头癌患者是否需要积极治疗,以及各种治疗对于其生存的影响类文献资料较少。仁济医院近年大力开展胰腺癌外科治疗,积累了许多老年胰头癌患者围手术期治疗的经验,其中不乏年龄高达 91 岁的高龄老人。老年患者基础病较多,多合并有心肺功能不良等脏器功能障碍,加之梗阻性黄疸及手术本身的创伤,更使围手术期发生各种并发症的风险加大。主要表现为心肺功能不全,导致术后气管插管拔除时间延迟,后者又使肺部感染的机会增加,这对术后重症监护提出更高的要求。老年患者更容易在胰十二指肠切除术后出现胃排空延迟,这与精神、胃迷走神经损伤、贫血、营养不良、腹腔严重感染、吻合口重建时间过长等有关。营养支持是胃排空延迟治疗极为重要的措施。若患者肠道功能良好,首选肠内营养。肠内营养更符合人体生理情况,有利于肠道功能恢复,且费用低,其输注速度、浓度和供给量应从低到高逐渐调整,不足部分可由肠外营养补充,最后过渡到全肠内营养。

　　同时对老年胰头癌患者来说,单一的手术治疗不一定能取得较好的疗效,因此要根据老年人的生理及病理特点制定个性化治疗方案。对于体力状态较好的早期胰头癌患者以根治性手术切除为主。对于无法手术切除的中晚期老年患者可以考虑化疗、放疗、介入等综合治疗,以期最大限度地提高患者的长期生存率和生活质量。对于术后恢复良好的患者和不能手术的晚期患者,我们提倡个体化的放化疗联合治疗。尽管研究显示,对胰腺癌采用化疗治疗能延长患者总生存,但是对于高龄的患者是否应采取积极的治疗无明确证据。我们采用经典的吉西他滨和(或)替吉奥联合治疗老年胰腺癌患者,部分患者辅以小剂量放疗,患者耐受性好,能有效控制肿瘤、减少复发、延长生存期。对于身体评估不能耐受联合治疗的患者,我们给予替吉奥单药口服治疗,大部分老年患者可以耐受,机能状况明显改善,生活质量得到提高。

　　临床上对于高龄老人,应警惕胰头癌的报警症状,如:上腹不适,食欲减退、体重下降、有高危因素存在,如吸烟、饮酒、糖尿病、肥胖、慢性胰腺炎、胆道疾病或胆道手术史等,应及时检查,发现早期病例,可以明显改善胰腺癌的预后。

(孙勇伟)

○ 摘编自"好大夫在线"个人网站 2014 年 12 月 28 日

—— 专家简介 ——

孙勇伟

　　孙勇伟,主任医师、硕士生导师,上海交通大学医学院附属仁济医院胆胰外科行政副主任。

　　中华医学会外科学分会脾功能与脾脏外科学组委员、上海市医学会普外科专科分会胰腺外科学组和青年学组副组长。从事胰腺良恶性肿瘤的临床治疗及基础研究。

二十八、长期腹泻、胃溃疡或者莫名其妙的面色潮红，警惕"乔布斯病"

你是否胃口很好，肥胖，但却经常有低血糖表现、经常无故昏厥，口服甜食可以缓解？你是否胃痛，胃溃疡很难愈合、服用胃药，症状却逐渐加重？你是否已经被医生宣判"晚期胰腺癌，癌细胞已经扩散"，却生活工作如常，似乎毫无症状？如果你或者你身边的人，出现以上症状，有必要提高警惕，去医院做个体检了，因为你有可能得了和乔布斯同种类型的病——神经内分泌肿瘤。

人的身体里，有一种细胞叫神经内分泌细胞。它们分布全身各处，可以产生多种激素。神经内分泌细胞将这些激素分泌到体液里，帮助我们身体维持内分泌的平衡。由于神经内分泌细胞遍布全身各处，神经内分泌肿瘤可以发生在体内任何部位，但最常见的是胃、肠、胰腺等消化系统神经内分泌肿瘤。

可是有一天，这些"按时上班"的小细胞们似乎受到什么蛊惑，他们大量繁殖，要么不分泌激素了；要么就"亢奋地""努力地"想要多分泌一些激素。更加可恶的是，恶变之后的小细胞们分泌的激素都不再能帮助我们调节内分泌了，甚至起了反作用。当你身体里的"小细胞们"出现这种情况的时候，神经内分泌肿瘤这几个字就即将出现在你的病历卡上了。

按照神经内分泌细胞是否产生激素以及所引起的临床表现，神经内分泌肿瘤可分为功能性和非功能性。功能性神经内分泌肿瘤最初的临床症状通常是特异性的，它会因为分泌的激素不同而产生不同的症状，这些症状主要包括以下几点，所以出现以下症状的时候你要谨慎了，尽早去医院体检排查。

（1）胃口很好，肥胖，但经常有低血糖表现、经常无故昏厥，口服甜食可以缓解，甚至有神经系统症状。

（2）胃痛、胃溃疡很难愈合，服用胃药，症状却逐渐加重。

（3）经常腹泻，以为是肠炎，服用各种药物无效，症状越发加重。

（4）顽固性腹泻、水样泄，严重低血钾、乏力，以致脱水。

（5）经常出现皮肤潮红，发热。

（6）皮肤游走性坏死性红斑。

还有一些已经被医生宣布患有胰腺癌的患者，但仍拥有较好的生活质量，临床表现与诊断很不一致。这时候就要警惕是不是"非功能性神经内分泌肿瘤"。著名的乔布斯，所患的就是这种疾病，其源于神经内分泌细胞，但没有分泌激素的功能，不引起前面所讲的与激素有关的典型临床症状。其症状往往非特异性，包括腹痛、腹胀、消化不良、腰背部疼痛、恶心呕吐、体重减轻、黄疸（皮肤巩膜黄染、小便变黄、大便瓷白色）。另外，大部分非功能性神经内分泌肿瘤并无症状，为体检发现，因此提倡定期体检，尤其 35 岁后每年体检。

外界一致认为是确诊与上手术台之间耽搁的九个月时间夺取了乔布斯的生命。其实事实并不是这样，一般来说，神经内分泌肿瘤恶性程度相对较低，大多数若能早期发现接受手术治疗，基本都可治愈。因此，乔布斯是因为拒绝手术治疗从而错过了最佳治疗时机。所以说，对于神经内分泌肿瘤，正确认识、早期诊断、早期治疗才是关键。

许多患者由于对疾病缺乏认识，尽管出现以上一些症状，但未必就能意识到会患病，因此也没有去医院体检，进行肿瘤标志物及其他影像学方面进行的检查和诊断，这就导致很多患者在确诊时已经发展到了晚期。虽然神经内分泌肿瘤的病因目前仍不清楚，但是早期诊断对神经内分泌肿瘤治疗至关重要！

（龙　江）

—— 专家简介 ——

龙　江

龙江，硕士生导师，复旦大学附属肿瘤医院胰腺外科副主任医师。

上海市抗癌协会秘书长、办公室主任，上海市抗癌协会实体瘤聚焦诊疗专业委员会副主任委员、胰腺癌专业委员会常务委员，上海市医学会普外科专科分会胰腺外科学组委员，上海市中西医结合学会胰腺疾病专业委员会委员。

二十九、年轻女性好发的胰腺肿瘤 ——胰腺实性假乳头状瘤

在大家的印象中，胰腺肿瘤是一种随年龄增大发病率升高的疾病，且男性患者多于女性。但是有一种类型的胰腺肿瘤——胰腺实性假乳头状瘤，却好发于年轻女性，虽然并不多见，但有潜在低度恶性，应引起必要的重视。

胰腺实性假乳头状瘤占所有胰腺原发肿瘤的 1％～6％，女性平均发病年龄为 22 岁，黑人和东亚的年轻女性多发。肿瘤可见于胰腺的任何部位，但以胰体尾部多见，其次为胰头部，偶有发生于肠系膜等胰外组织，可能来源于异位胰腺，约 15％病例可出现肿瘤转移或邻近组织直接浸润。胰腺实性假乳头状瘤组织来源尚难确定，有学者推测可能来源于胚胎发生过程中与胰腺原基连接的生殖脊-卵巢原基相关细胞，是一种性激素依赖性肿瘤。胰腺实性假乳头状瘤临床表现无特异性，较小时多无症状。无痛性腹部包块常为首发症状，肿瘤增大可伴有压迫及胃肠道不适等表现，肿瘤即使位于胰头，也很少引起梗阻性黄疸等表现。该病通常不合并胰腺分泌功能异常，但有首发表现为急性胰腺炎和肿瘤破裂致急腹症的个案报道。远处转移少见，发生率为 9.2％，为潜在低度恶性，肿瘤的恶性程度与其大小（直径是否＞5 厘米）密切相关。

诊断主要依靠临床表现、影像学检查和术后病理学综合分析。①该病多发于年轻女性。②临床表现无特异性，腹痛、腹部不适和腹部包块是较常见症状，多数患者以体检发现肿块就诊。③超声、CT 及 MRI 可见囊实性肿块。瘤体位于胰腺的边缘部，突出于胰腺轮廓之外，有完整包膜，较少引起胆管和胰管扩张。④术后病理检查可见典型的假乳头状结构。

首选治疗方法是手术切除。若肿瘤较小，包膜完整，呈外生性生长，可考虑行肿瘤局部切除；位于胰头部者可行胰十二指肠切除术；如无十二指肠累及，可行保留幽门的胰十二指肠切除术或保留十二指肠的胰头切除术；胰体或尾部肿瘤可行远端胰腺切除术和脾切除；未累及脾门者可考虑保留脾脏；位于胰颈体交界而又不能局部切除的，可行胰腺中段切除；肿瘤侵犯大部分胰腺而无正常组织保留的可行全胰腺切除。放化疗对该病的治疗价值尚不肯定。

　　胰腺实性假乳头状瘤虽具有恶性潜能，但预后良好，手术治疗是最佳治疗方法，术后 5 年生存率可达 96.6％。早期诊断和手术切除是治疗的关键。

（花　荣）

—— 专家简介 ——

花　荣

　　花荣，上海交通大学医学院附属仁济医院胆胰外科副主任医师，硕士研究生导师，上海医学会普外科专科分会胰腺外科学组委员，上海市抗癌协会胰腺癌专业委员会多区域诊疗协作青年学组委员，上海市中西医结合学会胰腺病专业委员会委员。

结｜直｜肠｜外｜科｜

三十、局部复发的直肠癌：是否还有治愈的机会

结直肠癌是世界第三大高发癌症，因结直肠癌死亡的患者每年可达 60 万。在上海，男性结直肠癌发病率仅次于肺癌的发病率，女性也是排在第二位仅次于乳腺癌。统计资料显示，60%～80%结直肠癌患者在肿瘤根治术后 2 年内复发，50%的复发患者肿瘤局限于盆腔内。与欧美国家不同，我国的结直肠癌以直肠癌为主，占总数的一半以上。国际上最新临床数据报道局部复发直肠癌（LRRC）的发病率为 6%～8%。虽然所占的百分比不高，但是绝对的数值还是不小的，按照近年直肠癌的诊治规模，在上海地区保守估计一年也要有几百例复发，就全国范围的话这个数字就更大了。局部复发直肠癌未经治疗的中位生存期为 4～13 个月，即使经过内科积极治疗，生存期也鲜有超过 2 年。许多患者常在痛苦和绝望中等待死亡，预后极差。

影响直肠癌术后局部复发的原因，可分为三大类：病理相关的、解剖相关的和手术相关的。病理相关因素主要包括 T/N 分期、肿瘤分化差、脉管浸润、诊断时伴有肠梗阻或肿瘤穿孔；解剖因素包括初次手术时环周切缘阳性、远切缘太短或阳性；手术相关因素包括手术方式、外科技术和手术量。LRRC 不良预后相关因素主要有：不能 R0 切除（R0 切除预后最佳）；初次手术类型；CEA 持续升高；原发肿瘤分期；术后 12 月内复发；高位骶骨累及（≥S2）；骨盆多区域侵犯固定；大量输血；神经侵犯；骶骨髓腔累及；术前持续性疼痛（坐骨神经痛）等。

LRRC 治疗目前最需转变的是治疗理念，对符合手术指征的患者而言，LRRC 不再是绝症，完全是有希望治愈的，应该摒弃姑息疗法的思想，选择多学科积极治疗，R0 手术切除后其 5 年生存率可高达 60%。LRRC 手术治疗的难点主要有以下几方面：首先要在术前判断肿瘤的 R0 切除性，而肿瘤可能侵犯各个部位，所以需要多学科的联合手术，包括泌尿外科、妇产科、骨科、整形外科、血管外科、放疗科、神经外科等科室的参与。第二，术中大出血，术中髂血管破裂或者

骶前大出血。第三,后向型 LRRC 切除骶骨平面的精准判断,对于避免或者降低术后并发症起关键的作用。第四,术后会阴部的感染,发生率为 60％～80％,对于术后的恢复是一个挑战;第五,术后肠梗阻也是较难解决的问题(我们设计出一种新型的肠道内排列管,可有效预防此并发症的发生,并成功申请国家专利)。

我们构建了华山医院 LRRC 手术技术体系,借助后入路手术途径、盆底疝修补技术和多学科外科手术团队,利用术前进行多模态融合影像检查,在积极争取 LRRC 局部 R0 切除的基础上,延长患者长期存活和改善生活质量。我们目前开展的 27 例手术患者均无手术死亡,无严重并发症的发生,最长存活已达 5 年多。

总的来说,LRRC 的治疗有以下特点:根治性治疗手术难度大,挑战多;复发灶的 R0 切除是 LRRC 治疗核心;高质量影像学检查对诊断治疗有很高价值;新辅助、辅助放化疗对手术疗效帮助大;多学科协作是 LRRC 治疗模式的关键。

(陈宗祐)

○ 摘编自"华山胃肠"微信公众平台 2016 年 7 月 23 日

—— 专家简介 ——

陈宗祐

陈宗祐,主任医师、教授、博士生导师,复旦大学附属华山医院普外科常务副主任。

中华医学会外科学分会委员,中国医师协会结直肠外科医师分会常务委员,中国抗癌协会胃癌专业委员会委员,上海市医学会普外科专科分会副主任委员,上海市医师协会普外科医师分会副会长,上海市医学会普外科专科分会胃肠外科学组副组长和胆道外科学组副组长,上海市中西医结合学会普外科分会副主任委员,复旦大学普通外科研究所副所长和大肠癌诊治中心副主任。

三十一、早期发现结直肠癌

近年来,结直肠癌的发病率在我国大城市有明显上升的趋势,发病者主要集中在 41～65 岁人群。目前,在全球癌症发病率中,结直肠癌已成为男性的第三大肿瘤、女性的第二大肿瘤。如何远离结直肠癌的袭扰呢? 饮食习惯改变、癌症筛查、切除腺瘤,以及早期发现和早期治疗是最有效的方法。

由于结直肠癌早期无明显症状,不少患者因为不重视或讳疾忌医等各种原因,往往到了腹痛、出现腹部硬块、肠梗阻症状时才去医院求治,这时已到了晚期,错过了最佳的治疗时机,也因此降低了患者的生存率。所以,早期发现和及时处理非常重要。

结直肠癌的病因至今虽未明确,但其相关的高危因素已逐渐被认识,如过多的动物脂肪及动物蛋白饮食、缺乏新鲜蔬菜及纤维素食品、缺乏适度的体育锻炼等不健康的生活习惯。此外,遗传易感性也是不可忽视的因素,因此,有肠癌家族史的人应重视早期筛查。最近,家族性肠息肉病已被公认为癌前期疾病,结直肠腺瘤、溃疡性结肠炎及结肠血吸虫病肉芽肿等,都与结直肠癌的发生有较密切的关系。

那么,哪些人群需尽早进行肠癌筛查呢? 凡 40 岁以上者,有以下任一表现就应列为高危人群:有结直肠癌家族史、癌症史或肠道腺瘤或息肉史、大便隐血试验阳性者,以及有黏液血便、慢性腹泻、慢性便秘、慢性阑尾炎史及精神创伤史 5 种症状中 2 项以上者。肠癌筛查有哪些具体的内容呢? 肠癌筛查应按由简到繁的步骤进行。常用的检查方法有以下几项。

(1) 大便隐血检查:此为大规模普查或针对高危人群的结直肠癌初筛手段,阳性者再做进一步检查。此方法简单易行、费用低廉,推荐每半年检查一次。

(2) 肿瘤标志物:目前公认的对肠癌诊断和术后监测有意义的肿瘤标记物是癌胚抗原(CEA),但其特异性和敏感性不是很高,在肠癌筛查中只具有一定参考价值。但由于其也比较简单易行,故推荐每年检查一次。

(3) 直肠指诊:是诊断直肠癌最重要的方法。由于中国人直肠癌近 75％以上为低位性,能在直肠指诊时触及。因此,凡遇到患者有便血、大便习惯改变、大便变形等症状,均应进行直肠指诊。指诊可查出癌肿的部位,距肛缘的距离,癌肿的大小、范围、固定程度、与周围脏器的关系等。

（4）内镜检查：包括直肠镜、乙状结肠镜和纤维结肠镜检查，是早期肠癌诊断最有意义的检查手段。有条件者从 50 岁开始连续 3 年，每年检查一次。如阴性，以后每 4 年检查一次。凡有便血或大便习惯改变，经直肠指检无异常发现者，应常规进行结肠镜检查。这种检查操作简单，能在直视下观察病灶，同时能采集活组织标本，还可通过电灼摘除腺瘤等癌前期病变。

（5）影像学检查：推荐腹部 CT 扫描。

一旦出现不适，应尽早去医院筛查肠癌。采取有效的治疗方法，并在治疗后坚持长期随访，这才是预防和远离结直肠癌最有效的措施。

（钟　鸣）

○ 摘编自《上海大众卫生报》2015 年 8 月 25 日

—— 专家简介 ——

钟　鸣

钟鸣，主任医师、硕士生导师，上海交通大学医学院附属仁济医院胃肠外科副主任，结直肠外科主任。

中华医学会外科学分会腹腔镜与内镜学组委员，中国医师协会外科医师分会微创外科医师委员会委员，中国医师协会外科医师分会结直肠专业委员会委员，中国医师协会结直肠肿瘤专业委员会委员。擅长结直肠癌的微创手术治疗。

三十二、大肠癌并没有那么可怕

　　大肠癌包括结肠癌与直肠癌这两类。近年来，结直肠癌的发病率持续上升。2014 年国家科技部将"结直肠癌新型诊治关键技术研究及转化应用"列入"863"计划。这是国家科技部"863"计划首次将结直肠癌这一重大疾病单独立项研究，突显了国家战略层面对结直肠癌这一重大疾病的重视和投入。

　　当确诊为结肠癌或直肠癌后，最为关键的就是明确手术之前的"临床分期"。随着近年来影像学技术与设备的发展，医生们已经能"不打开"肚子，就能"看到"大肠癌是否转移到肝、肺、骨，或者是否侵犯到周围的器官。

　　当结肠癌排除了远处转移，也就是排除了晚期肿瘤的情况下，应当尽早手术治疗，争取"根治"切除。直肠癌被诊断为局部进展时，就需要进行新辅助治疗，通常指直肠癌的术前化疗与放疗。需要接受新辅助治疗的患者不等于晚期肿瘤。循证医学证据表明，新辅助治疗给患者带来如下优势：①提高肿瘤治愈率与生存期；②使肿瘤降期，缩减肿瘤体积，减小手术难度，增加保肛概率；③术前化疗可判断肿瘤化疗敏感性，有助于选择最佳术后化疗方案。

　　随着治疗理念的发展与辅助治疗的进步，只有在最适当的时候，"请出"手术治疗，才能使得患者的获益达到最大。

　　很多患者都会在手术治疗之后，会急切地询问医生"需不需要化疗""开刀开干净了，可以不化疗吗""开完刀之后，身体虚，以后可以不做化疗吗"等。

　　其实，大肠癌生长时，一小部分肿瘤细胞会侵犯肠道内的血管，这些肿瘤细胞就在血液中。手术治疗仅仅能将腹腔内的肿瘤切除，而血液中的肿瘤细胞尽管沧海一粟，但这些留在身体内的"定时炸弹"恰恰是引起大肠癌复发转移的"罪魁祸首"。医学的发展是有限的，我们目前仍无法将这些肿瘤细胞一个一个剔除，因此才需要化疗药物来杀死这些肿瘤细胞。过去数十年的研究报道都已经证明了，化疗对于恶性肿瘤治疗的重要性并不亚于手术治疗。

　　说了化疗的重要性，再说哪些大肠癌患者是需要化疗的。化疗就好像一把双刃剑。一边是肿瘤，不治疗会复发转移；另一边是化疗不良反应，严重的不良反应，甚至亦会危及生命。如何选择是否需要化疗，以及何种化疗方案，都是依据"病理报告"。病理报告是医生们预测患者复发风险、制定治疗方案的重要依据,也是肿瘤治疗过程中不可或缺的一环。

大肠癌转移至远处器官如肝、肺、骨或者是区域外淋巴结时,这类大肠癌常常被称为晚期大肠癌。晚期大肠癌如果没有任何治疗,自确诊到死亡,往往不足1年时间。对于晚期大肠癌患者,我认为不要轻言放弃。

近年来,随着靶向药物的出现,得益于临床研究的实施以及规范化疗方案的完善。部分被诊断为肝脏转移或肺部转移的晚期大肠癌患者,通过转化治疗(全身化疗联合靶向治疗使得不可切除的病灶转化为可以手术切除的病灶)＋根治手术＋术后化疗,生存时间达到2年的概率在50％。而"带瘤生存"这一概念,亦渐渐被国人所接受。

对于晚期大肠癌患者,更重要的还有心理治疗。安慰患者、家属,使得他们接受事实,面对事实。生老病死是自然规律。而作为医生,我时常叮嘱我的团队中每一位医生,我们面对的是生病的人,而不是疾病。不放弃晚期患者,也要尊重患者,更要使得患者在仅有的时间里活得有人的尊严。

(崔　龙)

○ 摘编自《新闻晨报》2015 年 1 月 20 日

—— 专家简介 ——

崔　龙

崔龙,主任医师、教授、博士生导师,上海市结直肠肿瘤研究中心主任,上海交通大学结直肠癌诊治中心主任,新华医院结直肠肛门外科主任。2014 国家高技术研究发展计划("863"计划)"结直肠癌诊治新型关键技术研究及转化应用"项目首席专家。

在大肠癌的诊断、规范标准的手术操作及有效的综合治疗等方面具有很高的造诣,尤其在直肠癌低位、超低位以及极限保肛手术方面具有精湛的技术和经验。

三十三、肛周瘙痒，闹心的"尴尬"

30 岁出头的徐先生是一家企业的部门经理，最近他的"举动"显得有些反常：开会时在椅子上如坐针毡，走路时扭捏作态，时不时要冲向厕所。而其中滋味，只有徐先生自己知道：都是那难以启齿的肛周瘙痒在作祟。

肛周瘙痒是一种常见的局部瘙痒症，一般局限于肛门周围，有时可蔓延到会阴、外阴或阴囊后方，多发生于 20～40 岁成年人。其临床症状多表现为肛管及肛周皮肤有剧烈痒感，起初只限于肛周皮肤，瘙痒程度轻重不一。如长期不愈，可蔓延到阴囊或阴唇，瘙痒剧烈，夜间比白天显著，有虫爬、蚁走、火烤感，影响睡眠。局部皮肤因搔抓出现抓痕、血痂、色素沉着、苔藓样硬化或湿疹样变，还可继发感染。

造成肛周瘙痒的原因比较复杂，肛瘘、肛裂、内痔脱出、肛乳头炎、直肠脱垂、肛门失禁、湿疣等，可使肛门部过度潮湿，使分泌物增加而刺激肛门，是导致肛门瘙痒的常见原因。食用刺激性食物，如辣椒、芥末、香料、酒或特异性蛋白质食物，或服用磺胺类抗生素等药物，均可导致过敏而引起肛周瘙痒。对于女性来说，如霉菌性阴道炎、滴虫性阴道炎、慢性外阴营养不良等妇科疾病，会引起阴道分泌物过多，致使分泌物流向肛门，刺激皮肤而引起肛周瘙痒。另外，气候寒冷干燥，内衣穿着过紧，摩擦皮肤又忽视局部的清洁护理等，也均可导致肛周瘙痒。

对于肛周瘙痒的治疗，首先需要找到致病原因，不能单靠止痒药。有明确导致肛周瘙痒的原因如肛瘘、肛裂、脱肛、湿疹等，治好了原发病，瘙痒也会相应减轻或痊愈。但对于那些不明原因的肛周瘙痒，病程常常迁延，反复发作，目前临床上可采取如下方法以缓解症状。

（1）口服药物：根据不同原因合理用药。如因精神紧张、神经衰弱引起，晚间可服用镇静催眠药，如苯巴比妥、地西泮等；如因过敏引起，可选用氯苯那敏、氯雷他定、西替利嗪等。中医学认为，肛周瘙痒多与湿热有关，应用龙胆泻肝汤加味，达到清热消风、通便泻火的目的。渗出液较多、疼痛、肛门下坠、夜卧不安者，可采用消风散加减，有清热利湿、祛风止痛之功效。

（2）外敷法：采用一些中草药水煎后外敷或浸泡肛周部位，西药有氟轻松、泼尼松、氢化可的松等软膏外涂，都有止痒作用，但不一定能根治。

（3）注射法：将药物注射到皮内或皮下，破坏感觉神经末梢，使局部失去知觉，也就感觉不到发痒了，约有半数患者可用此法治愈。

（4）手术：对顽固性瘙痒症，通过手术将肛周皮肤下感觉神经末梢切断，达到止痒的目的。

患了肛周瘙痒，平日的日常护理也同样重要。

养成良好卫生习惯：如厕前洗手，勤洗澡，勤换洗、消毒贴身衣裤，内裤应宽大质地柔软、舒适；大便后，不要用带化工染料以及带油墨字迹的纸张、植物叶等擦肛门。

保持肛门局部清洁：便后或临睡前宜用温开水洗肛门、扑痱子粉等，保持肛门皮肤清爽干燥，避免搔抓，局部忌用强烈刺激性洗剂。

及时医治如痔瘘、湿疹、接触性皮炎等可能引起肛周瘙痒的全身性或局部性原发病灶。

避免接触容易致敏的化学药品、生漆和食用鱼虾、辛辣的食物等。

（蔡元坤）

○ 摘编自《康复》2013 年第 3 期

── 专家简介 ──

蔡元坤

蔡元坤，教授，复旦大学硕士生导师，复旦大学附属上海市第五人民医院外科教研室主任、普外科行政副主任。上海市医学会普外科专科分会结直肠肛门外科学组委员、胃肠外科学组委员，中国抗癌协会胃肠肿瘤专业委员会及微创委员会委员，复旦大学大肠癌诊治中心专家组成员。

三十四、大肠癌会遗传吗

　　大肠癌在我国的发病率和死亡率均呈逐年上升趋势，成为癌症界的"黑马"。其中5％～6％大肠癌还可以遗传。大肠癌不仅仅是老年人的事，20岁、30岁、40岁都有可能得肠癌。临床上常见的是林奇综合征和家族性腺瘤性息肉病。

　　急性子"林先生"（林奇综合征）是一种由错配修复基因（*MMR*）种系突变而引起的常染色体显性遗传病。这位"林先生"是一个急性子而又可恶的家伙，此话怎讲？ ①发病年龄早：中位年龄约44岁，较散发性结直肠癌提前约20年。②近侧大肠癌多见：约70％位于脾曲近侧。③同时或异时多原发大肠癌发生率高。④结直肠外恶性肿瘤发生率高（包括子宫内膜癌、卵巢癌、胃癌、小肠癌、泌尿系统癌等）。

　　极具特征性的家族性腺瘤性息肉病（FAP）是一种常染色体显性遗传性疾病，由*APC*基因突变导致。这位名副其实的"息肉"成员最大的本事就是到处种息肉，以表明他的身份。有密集恐惧症的人可能要被他吓晕——肠道内满布息肉，从数十至数百，甚至上千。常见的症状有腹泻、腹痛、便血。拉锯战过程中患者由于长期消耗，常出现贫血、体重减轻。此病的严重性在于癌变率高，而且癌变常不限于一处，为"多中心"。患者12～13岁即可出现腺瘤性息肉，20岁时息肉已遍布大肠，如不及时治疗，40岁以前几乎无一例外出现癌变。

　　怎样判断遗传性大肠癌呢？ 一个家族中超过两代以上的成员发生大肠癌，就应怀疑这个家族是否是遗传性肠癌家族。遗传性肠癌家族的成员通常在较年轻的时候就发生肠癌或大肠腺瘤，部分成员还会发生其他部位的良恶性肿瘤。多数情况下，肠癌专家通过对某个肠癌患者家族中发病情况的调查、分析，就能够判断是否是遗传性肠癌。但在一些新发病例中，大肠癌专家除了要详细了解患者的病情外，有时候还要借助基因检测等手段来确定患者是否携带可遗传的基因突变。

　　如何预防遗传性大肠癌呢？ 那就是做到三早：早发现、早诊断、早治疗。对于以上提到的高危人群要及早进行肠镜检查、基因检测及相关遗传学咨询。一级亲属患大肠癌或腺瘤者,应自 40 岁起定期肠镜检查;若亲属发病年龄早,则应自该亲属发病年龄前 3～10 年开始定期检查。

（徐　烨）

—— 专家简介 ——

徐　烨

徐烨,主任医师、教授、博士生导师,复旦大学肿瘤医院大外科副主任、大肠外科副主任。

擅长结直肠癌和复杂病例外科手术和综合治疗、家族遗传性性大肠癌诊治、肝肺转移治疗。

三十五、严重腹壁切口疝：开放和腹腔镜手术合理治疗

如果曾有腹部手术史，而术后出现切口部位肿块且逐渐增大不适，这很可能是患了腹壁切口疝。腹壁切口疝是腹部手术后较常见的并发症之一，其发生率约为 0.5%～11%，与肥胖、吸烟、慢性咳嗽、大小便不畅、营养不良、胶原代谢紊乱，特别是切口感染有关。切口疝一旦发生，没有自愈可能，且随着病程延续，缺损将逐渐增大，影响生活质量甚至危及生命。切口疝一旦确诊应尽早手术治疗，否则"小洞不补，大洞吃苦"。

切口疝的手术经过半个多世纪的发展，已有多种修补方式。传统切口疝修补术靠缝线直接强行缝合，其缝合张力大，且缺损边缘组织可能本就"不健康"，致其复发率高达 50% 以上，目前仅用于 2～3 厘米以下的小切口疝。

目前采用的切口疝修补术是使用特制的合成材料作为"补丁"，就像给破轮胎"打补丁"一样修补腹壁缺损，它大大降低复发率至 10% 左右。但采用开放手术，需切开原有手术瘢痕，再次"开膛破腹"进行修补，使原本薄弱的腹壁"雪上加霜"，且分离皮下组织较多，创伤较大，术后伤口感染积液等并发症较高，术后疼痛较重，恢复相对较慢。

腹腔镜切口疝修补术，亦是"打补丁"修补，不同的是，它仅需在远离原手术瘢痕的地方打 3～4 个 5～10 毫米的小洞，通过"吊顶"的方式将补片从腹腔缺损内面钉合修补。既避免了再次破坏原切口带来的不利影响，又减小了创伤。因此较开放修补，经历腹腔镜切口疝修补术的患者，术后疼痛更轻，恢复更快。同时因腹腔镜具有良好的放大及照明功能，手术视野直观清晰，可在术中及时发现隐匿疝及合并疝，复发率则进一步降低，甚至达 3%，目前已成为切口疝治疗，特别是中小型切口疝的首选方式之一。

虽然腹腔镜切口疝修补术优势众多，但如遇到疝内容物与腹腔发生严重致密粘连时，如强行在腹腔镜下分离仍可能导致肠管等损伤，或者镜下关闭或缩小

较大缺损不便，手术往往需中转开放，否则易导致术后肠瘘、切口膨出、浆液肿等并发症。

　　近年来，我们在国内较早采用腹腔镜与开放手术相结合的方法治疗多例严重切口疝，取得良好疗效。手术先在腹腔镜下探查，如遇肠粘连致密难以分离成功或缺损难以关闭，则及时"半中转"开放，仅在原瘢痕缺损处做一 3～4 厘米的小切口，"直视""手触"安全分离后，方便地置入补片，关闭疝环缺损，然后继续在腹腔镜下快速钉好补片，这样既能可靠修补，又可减少肠管损伤概率。两种手术方式完美结合，取长补短，相得益彰。

（樊友本）

○ 摘编自《新民晚报》2012 年 2 月 6 日

—— 专家简介 ——

樊友本

　　樊友本，主任医师，上海交通大学附属第六人民医院疝和腹壁外科主任。

　　中国医师协会外科医师分会疝和腹壁外科医师委员会委员，中国研究型医院微创外科委员会委员，美国疝协会（AHS）委员，亚太疝协会委员。

三十六、腹腔镜微创手术帮您摆脱疝病困扰

疝是人类的最常见疾病之一，据不完全统计，按照平均寿命80岁计算，男性发生腹股沟疝的终身概率约为20％。手术是治愈成人疝的唯一有效方式，目前，采用"补片"（人体组织兼容的高分子材料）的无张力修补术已成为疝的主要手术方式，其机制与用"补丁"补衣服、补轮胎是一样的。比喻虽然简单，但具体到手术方法还是不尽相同的。近几年来，随着腹腔镜微创手术在整个外科领域的推广，疝的腹腔镜修补手术也逐步在大医院获得开展。但有些疑惑也随之而来，主要集中在这两点：一是腹腔镜手术是不是疗效比传统开放手术差、复发率会增高？二是腹腔镜的全麻是否对患者造成不良影响？

第一个疑惑我认为是完全不必要的。腹腔镜手术和开放手术在本质上是一样的，都是将补片放置在疝发生的区域，都是起到加强局部组织避免复发的作用。所以只要手术做得到位，"补丁"打得好，两者的修补效果完全一致。不同的只是操作途径：开放手术是在腹壁上划个刀口从外面补，腹腔镜则是从里面补。其实腹壁是一个多层次的结构，疝的缺损是在里层，因此理论上从里面补更加合理。从实际操作来看，腹腔镜的手术完全是在放大数倍的镜头下，通过直视完成所有操作，而开放的腹膜前补片手术只能在半直视下完成，显然腹腔镜更加精准，因此有经验的腹腔镜医生的术后复发率绝对不会比开放手术高。同时腹腔镜手术在许多方面较开放手术更具优势。如对于最常见的腹股沟疝：开放手术是通过腹股沟区域一个4～6厘米的切口完成操作，需切开腹股沟区域的腹壁，对腹壁和精索的创伤较大，易损伤局部神经；而腹腔镜手术是在下腹壁打三个0.5～1.0厘米的小孔，无需切开腹股沟区的腹壁，因此对腹壁和精索的创伤小，神经损伤的可能也小，因此临床实践中我们看到的患者术后恢复情况与开放手术的差异是非常显著的。腹腔镜手术恢复更快，局部疼痛轻微，多数患者术后一天即可轻松行走，一周左右即可恢复基本的日常活动，并且术后长期慢性疼痛的发生率远低于开放手术。对于治疗双侧疝、复发疝和切口疝，两者创伤的差异则更加显著。此外，腹腔镜手术还能探查对侧，及时发现无临床表现的对侧隐匿疝，这是单侧的开放手术做不到的。

第二个疑惑其实包含了许多百姓对全麻的偏见。发达国家全麻比例远高于中国，这是因为全麻相对于打在背部的半身麻醉更加稳定可控，也不会有半身麻醉后的背部疼痛不适、头痛等并发症。同时疝，尤其是腹股沟疝的手术是相对安全和较小的手术，手术时间为半个小时到一个小时，所以只要心肺功能正常，全麻不会影响术后恢复。关于全麻会影响大脑功能的说法是没有临床依据的，我国半身麻醉打得多其实也与经济条件和国情有关。

当然腹腔镜并不适合所有患者。对于那些心肺功能本来就差的患者，全麻的确会增加风险，因此不太适合采用腹腔镜；对于那些病史长，进入阴囊的巨大疝和难复性疝，因腹腔镜下分离粘连的难度增大也不推荐；有下腹部大手术的病史，尤其是做过膀胱前列腺手术的也不首选腹腔镜手术。除了上述情况，绝大部分的疝病患者都是能够进行腹腔镜微创手术的。也希望通过本文解除患者的一些疑惑，让广大患者能够分享医学科技进步所带来的益处，用腹腔镜微创手术帮他们尽早摆脱疝病的困扰。

（汤　睿）

○ 摘编自《大众卫生报》2016 年 10 月 18 日

—— 专家简介 ——

汤　睿

汤睿，主任医师，同济大学附属东方医院疝和腹壁外科主任。

中国医师协会外科医师分会疝和腹壁外科医师委员会青年委员，上海市医学会普外科专科分会疝和腹壁外科学组委员。

三十七、小疝不补当心烦恼如山

疝是种常见病，在许多人的印象中，有着"小肠气"之称的疝病是一种小毛病，就好比是身体闹点了小脾气，因此没有对此引起足够的重视，殊不知如不及时进行手术修补，"小肠气"也有可能会危及生命。

疝是一种非常古老的疾病，大多发生在腹壁，是指腹腔里的小肠、膀胱等脏器经过腹壁薄弱或缺损的区域时向外突出所导致的。

疝的种类有很多，位于腹股沟区域的称为"腹股沟疝"，位于肚脐的称为"脐疝"，也有发生于腹部手术后切口愈合不良的"切口疝"，此外还有造口疝、膈疝、食道裂孔疝、盆底疝等等。

其中，腹股沟疝占到所有类型疝的 90％以上。我国每年约有 460 万名新发患者。在上海，腹股沟疝的发病率约为 3.6‰，老年人的发病率更是高达 1.3％，尤其是老年男性。

腹股沟疝最大的特点是站立时，腹部与大腿根部交界的腹股沟会有肿块突出，用力或屏气时肿块突出更加明显，而平卧后可能自行消失，到了后期则无法回纳。

疝的第一大发病因素是年龄，以腹股沟疝为例，年龄越大，发病率高。二是性别。由于生理结构差异，男性患腹股沟疝的比例远高于女性。但是近年来随着肥胖人群的增加，女性患股疝的比例明显增加，此外女性切口疝的发病率也有所升高。三是遗传。有 60％～70％的双侧腹股沟疝患者都有家族遗传史。除了上述因素外，其他致病因素还包括经常吸烟、长期便秘、人体胶原代谢紊乱、慢性咳嗽等。

疝拖着不治有两大危害，一是肿块会越来越大，引起胀痛，严重影响日常生活；二是有可能会急性发作，即医学上所称的嵌顿，甚至还有危及生命的可能。例如，有一位老伯来就诊时，下腹部突起的肿块有排球那么大。仔细询问后得知，老伯和小肠气"闹脾气"已有十余年。一开始他总是试着将突出的部分"推"回去，可日积月累，肿块渐渐大如排球，日常生活受到了极大影响。然而，当他终于下决心去医院治疗时，好几家医院都没有接受，理由是他所患的疝太严重，加上年纪太大，手术风险太大。最终，在上海某医院通过手术为老伯解除了这一多年的隐患。因此，疝病患者一定要尽早手术，拖延不仅治疗难度大大增加，还会严重影响日常生活。

更需要警惕的是，平时看似不痛不痒的小肠气还会如同炸弹一般，成为身体里的隐患。剧烈咳嗽或便秘时，突出的小肠可能会发生嵌顿，导致一系列严重的并发症相继出现，比如肠管长时间被卡，会导致血供减少造成肠缺血。此时患者会出现剧烈腹部绞痛、恶心、呕吐、腹胀等症状。如果情况进一步加重，肠管的血液供应完全停止，则会造成肠坏死、肠穿孔，引起腹膜炎、中毒性休克甚至导致死亡。

有些患者盲目迷信一些所谓"不开刀就能治疝病"的广告，以为用疝带或者药包压住肿块，或采用一些注射疗法就能痊愈。事实上，这些方法都不可靠。疝带是纯粹的物理压迫，一旦移开，疝块会立即出来，它只适用于那些年老多病、不能耐受手术的患者，而且佩戴并不舒适。注射疗法是指注射硬化剂，这种治疗不仅封堵疝的疗效短暂或者无效，而且有极大的危害，会造成各种并发症。比如注射区域感染，注射到肠管引起肠管损伤，中青年、未成年男性注射损伤精索导致不育。此外，注射区域遗留的硬结也对今后的疝手术造成影响。目前医学界已经公认的结论是：外科手术是治愈成人疝的唯一有效方式。

疝多数还是小病，疝病手术也不是十分复杂，但是小疝不补，还是可能会烦恼如山的。所以大家还是应当有疝早治，解除疝病带来的后顾之忧。

（唐健雄）

○ 摘编自《解放日报》2015 年 1 月 30 日

—— 专家简介 ——

唐健雄

唐健雄，主任医师，复旦大学附属华东医院大外科主任，复旦大学医学院外科学系副主任。

中华医学会外科学分会疝和腹壁外科学组组长；中国医师协会外科医师分会疝和腹壁外科医师委员会副主任委员，《中华疝和腹壁外科杂志》总编辑。

三十八、修补疝气还得靠手术

据统计，中国腹股沟疝的总患病率高达 3.6‰，以中国人口 13 亿来计，每年就有 460 多万人患有疝病。然而许多疝病患者倾向于采取保守治疗而非手术治疗，结果延误病情，造成更严重的后果。医学专家呼吁，关爱老年男性健康，关爱疝病患者，患有疝病，应早采用手术治疗，外科手术是目前医界公认的，能够治愈成人疝的唯一有效治疗方式。

疝患病率最高的是老年人，尤其是老年男性患者居多。一旦患有疝病，老年患者将承受巨大痛苦，日常生活也受到严重影响。如果不及时处理，疝块会逐渐增大，病情逐步加重。疝会随着日常行走、活动，形成习惯性下坠，一旦卡在环口处，不能复位，会造成肠坏死，甚至威胁生命。

67 岁的刘大爷最近两年走路时下腹部会鼓出来一个小肿块。曾有人提醒刘大爷，这是疝，但他不以为然。直到日前肿块突然变成平常的 5 倍大，还有剧烈的疼痛感，刘大爷才前去就医。医生检查时发现，鼓起的包块就是被挤出来的肠子，而且已经因缺血而坏死，只能手术切除坏死肠管挽救生命，半年后再做第二次手术修补疝的缺损。其实，年龄本身不是外科手术治疗的禁区，如果刘大爷能尽早就医，实时复位和小手术就能轻松康复，不至于出现肠坏死。

手术是治疗疝的唯一可靠方法，也是治疗疝的主流方式，近几年手术方式也更科学。针对老年患者的特点，应采用手术时间短、损伤小、并发症及复发率低的手术方式。手术包括开放和腹腔镜手术两大类，对于老年人，尤其是高龄老人，应用较多的仍然是开放式无张力腹膜前腹股沟疝修补术。

部分患者的开放式无张力腹膜前疝修补术可以放在日间病房完成，可以采取局部麻醉，对患者损伤很小，术后疼痛轻微，很少复发。无张力腹膜前疝修补术就好比补衣服，这种手术方式就相当于用一块新的布把衣服的破洞补上，所用的这块"新布"是一种现代高分子的合成材料，无张力修补术的原理有点类似于"打补丁"，"补丁"能够完整覆盖腹股沟区的薄弱处。有些补片材料还含有部分可吸收成分，植入人体后这种材料部分能被人体吸收，局部形成瘢痕较少，患者手术后舒适度更好。

很多像刘老伯的患者之所以迟迟不愿意接受手术治疗，通常是对手术顾虑重重。一方面是出于对手术本身的恐惧；另一方面是担心即使动了手术，将来也会复发。传统的疝修补手术确实有 10％～30％ 的复发率，且手术创伤较大、恢复慢、出血多。而上述的无张力疝修补术的复发率已经大大降低，仅 1％ 左右。除复发率降低之外，它还具有创伤小、恢复快等优势，患者术后不久即能恢复日常活动。

因此，患有疝气的老年朋友应争取尽早采用无张力疝修补术治疗，越早手术，手术效果越好，也能尽早享受天伦之乐。

（唐健雄）

○ 摘编自《新民晚报》2011 年 10 月 10 日

三十九、这些"常见"症状您重视了吗

　　70 多岁的刘老太太诉说她有反复的反酸、嗳气、中上腹烧灼样痛 20 多年了，一直以为是胃病，长期服药但时好时坏。最近更是症状加重，反酸引起了咳嗽，进食后出现梗阻感，严重影响生活。在医生的建议下做了胃镜、消化道钡餐及 24 小时食管 pH 测定等检查，才找到了病症的"罪魁祸首"，原来她患有严重的胃食管反流病及食管裂孔疝。顺利做完微创手术后，刘老太太恢复良好，各种不适的症状基本消失，也不再经常服用胃药了。

　　这样的病例并不少见，一些常见的症状，例如：烧心、反酸、嗳气、胸痛甚至吐酸水、声音嘶哑、喉头异物感、慢性咳嗽等等，症状时轻时重，经常被患者忽视。而当这些症状长期治疗效果不佳时，就应该警惕胃食管反流及食管裂孔疝的存在。

　　胃食管反流是指由于胃内容物反流到食管所引起的不适症状和相关并发症。在正常情况下胃食管之间有"单向阀门"的存在，能抵抗胃内容物的反向流动。但当这一正常机制遭到破坏，或存在胃食管蠕动异常时就会出现反流症状。

　　正常情况下膈肌上的食管裂孔刚可容纳食管通过，如果各种原因引起食管裂孔扩大，腹腔内压力大于胸腔，都可使胃、网膜乃至其他的腹腔脏器进入胸腔内，就称为食管裂孔疝。食管裂孔的扩大造成正常解剖关系的破坏也有可能导致胃食管反流。因此两者经常伴随。

　　除了一些先天性的患者外，大部分的胃食管反流及食管裂孔疝见于中老年患者。较小的食管裂孔疝患者早期可以没有症状，疝渐增大后引起进食后的梗阻感；部分患者出现比较明显的胃食管反流表现，就如同前面描述的，严重的还会出现哮喘及吸入性肺炎；另外如有严重的反流导致食管溃疡的还会引起呕血、黑便等消化道出血的表现。

　　任何疾病都应针对病因治疗，当忽视胃食管反流及食管裂孔疝的存在时，往往患者的症状无法缓解或无法减少药物服用量，加重患者本人及社会负担。长期的胃食管反流会反复破坏食管黏膜，有严重的食管炎甚至癌变的风险。而食管裂孔疝发生嵌顿时会导致疝内容物的坏死，造成出血或胃肠穿孔等严重结果。

　　胃食管反流及食管裂孔疝的治疗方式包括以下几种。

（1）内科治疗：大多数患者症状轻微，可通过内科治疗来控制和缓解症状，不需手术。但停药后复发率较高，部分患者需终身治疗。

（2）改变生活习惯：减少脂肪摄入；避免大块食物；减少刺激胃酸分泌和反流的食物，如酒精、含咖啡因的饮料、巧克力、洋葱、辛辣食物、薄荷等。戒烟；减肥；进食后三小时内避免睡眠，进食后多活动；睡眠时抬高床头；减轻工作压力。

（3）服用制酸药物：大多数患者可通过制酸药物来减轻或控制反流症状。常用的药物为 H_2 受体阻滞剂，如雷尼替丁、法莫替丁等，以及质子泵抑制剂如奥美拉唑等。

（4）食管和胃动力药：部分患者食管功能检查发现食管胃排空能力下降，此时可加用吗丁啉等以增强食管和胃动力以缓解症状。

（5）外科手术治疗：胃食管反流病及食管裂孔疝的手术方法很多，但无论是经胸还是经腹手术、传统的开放手术还是微创手术，都应包括修补松弛的食管裂孔，延长并固定膈下食管段，重建抗反酸的活瓣机制几个步骤。由于食管裂孔周围的解剖特点，目前腹腔镜下食管裂孔疝修补＋胃底折叠术已成为治疗疾病的金标准术式，这种手术方式创伤小，修补效果好，术后恢复快，并发症少，已被国内外医师广泛接受。

（姚琪远）

○ 摘编自《新民晚报》2012 年 4 月 9 日

—— 专家简介 ——

姚琪远

姚琪远，复旦大学附属华山医院普外科主任医师、疝和腹壁外科主任，复旦大学疝病中心主任。

中华医学会外科医师分会腹腔镜与内镜外科学组委员，亚太疝协会（APHS）执行委员，国际腹壁与造口外科联盟主席；《中华疝和腹壁外科杂志》副主编。

减 | 重 | 与 | 代 | 谢 | 外 | 科

四十、肥胖，糖尿病的罪魁祸首

　　2 型糖尿病的部分发病机制已比较清楚，其中肥胖是 2 型糖尿病的罪魁祸首。在糖尿病患者中，调查显示 65％的人超重或肥胖。大多数初期糖尿病患者体重都有不同程度的增加。特别是 40 岁以上的糖尿病患者，70％～80％有病前肥胖史；反之，肥胖者的糖尿病发病率是非肥胖者的 4 倍；合并肥胖的糖尿病患者，不仅预后不如单发患者，而且其死亡率也高出 2.5 倍。

　　肥胖者容易得糖尿病的根本原因在于肥胖者体内存在着一种特殊的病理状态，即胰岛素抵抗。所谓胰岛素抵抗就是细胞对胰岛素的作用产生了抵抗，血液中的葡萄糖就很难进入细胞内。早期，肥胖患者的胰岛素分泌功能虽然还正常，但是由于胰岛素抵抗，胰岛素作用的效率就下降了。

　　为了克服胰岛素抵抗，胰腺就会大量合成胰岛素，造成肥胖者血胰岛素水平大大高于普通人，这就是所谓的"高胰岛素血症"。肥胖早期还可以通过高胰岛素血症来勉强把血糖维持在正常范围，随后就有可能由于胰腺过度工作，胰腺合成胰岛素的功能渐渐衰竭，胰岛素的生成渐渐不够把血糖降低到正常范围，于是就出现了显性糖尿病。所以，肥胖是很容易造成糖尿病的。

　　为了预防糖尿病的发生与发展，消除肥胖是最有效的治疗和预防措施。当通过饮食控制和运动不能消除肥胖时，微创减重手术则是最有效的减肥方式。在美国，减重手术是继胆囊切除术后第二位最常见的腹部手术，每年大约有 15 万例患者进行减重手术。2013 年 10 月 31 日，美国著名的克利夫兰医疗中心公布了 2013 年世界十大医疗创新，应用减重手术治疗糖尿病位列榜首。其不仅能迅速减轻患者的体重，也能有效改善大部分患者并发的血糖代谢紊乱，从而稳定血糖，使患者远离糖尿病的困扰。

（张　鹏）

○ 摘编自《新民晚报》2014 年 12 月 1 日

—— 专家简介 ——

张 鹏

张鹏，复旦大学附属浦东医院肥胖症与糖尿病微创外科主任医师，浦东新区卫生系统糖尿病与肥胖外科学科带头人。将具有"美国杜克大学标准"的临床治疗体系引进国内，创设"浦东-杜克糖尿病与肥胖症外科大师班"。

四十一、2 型糖尿病治疗新希望：减重手术

糖尿病是由于胰岛素分泌缺陷或其生物作用受损而引起的、以高血糖为特征的代谢性疾病，是迄今为止人类发现的最古老病种之一。从有确切史料文字记载开始，人类对其认识至少已有 3500 年以上的历史。随着人们生活水平的提高，人口老龄化以及肥胖发生率的增加，糖尿病的发病率呈逐年上升趋势，成为日趋严重、蔓延全球的公共卫生问题。糖尿病在中国的发病率达到 2％，已确诊的糖尿病患者达 4 000 万，并以每年 100 万的速度递增。中国已经成为世界上糖尿病患者人数最多的国家。2 型糖尿病（T2DM）的传统治疗模式主要采用内科疗法，包括控制饮食、加强运动、口服降糖药物以及注射胰岛素等，然而并没有一种方法能满意地控制糖尿病及其并发症的发生。

糖尿病与肥胖有密切关系。糖尿病群体中有 65％超重或者肥胖。近年临床观察 90％的 2 型糖尿病患者都有肥胖，许多横向的调查证实在同样的人群中，肥胖与糖尿病发生率是相关联的。肥胖者糖尿病发病率是非肥胖者的 4 倍。肥胖者容易罹患糖尿病的根本原因在于其体内存在胰岛素抵抗这样一种特殊的病理状态，就是细胞对胰岛素的作用产生了抵抗，血液中的葡萄糖很难进入细胞内进行代谢。为了克服胰岛素抵抗，胰腺就会大量分泌胰岛素，造成血胰岛素水平大大高于正常人，这就是所谓的"高胰岛素血症"。肥胖早期人体还能通过分泌更多的胰岛素来勉强维持血糖在正常范围，随后胰腺合成胰岛素的功能渐渐衰竭，胰岛素的生成不足以维持血糖在正常范围，于是就出现了显性糖尿病。

减重手术能够治疗 2 型糖尿病，源于人们发现伴有糖尿病的肥胖症患者手术治疗后，在体重还没有很好下降的时候，血糖已经恢复正常。经过近 10 多年研究证实，减重手术可以有效地控制 2 型糖尿病。于是过去以控制体重为目标的"减重外科"成为同时治疗以糖尿病为主的代谢性疾病的"减重与代谢外科"。糖尿病这一古老的疾病，有了新的治疗手段。美国公布的一项迄今为止最大规模的糖尿病外科治疗荟萃研究对 16 944 名患者进行了分析，结果显示：77％的患者在经过减重手术后，糖尿病得到完全或部分缓解，即在无药物治疗或药量减少的情况下，血糖各指标维持在正常范围内。2012 年世界权威的《新英格兰医

学杂志》发表的研究资料表明，减重手术可使 85％伴有肥胖的 2 型糖尿病患者获得完全缓解，其效果优于药物治疗。为此，国际糖尿病联盟正式发表声明，承认减重手术可作为治疗 2 型糖尿病的有效方法。

哪些糖尿病患者适合手术治疗？目前国内公认的 ABCD 标准是：A（age）年龄小于 65 岁；B（BMI）体重指数大于 27.5；C（C 肽，反应胰岛细胞功能的指标）大于正常下限值的 1/2；D（duration）糖尿病患病时间少于 15 年。符合这一标准的糖尿病患者手术可能取得比较好的效果。体重过轻的人手术降糖效果比较差。目前针对糖尿病手术的基本方法主要有胃旁路和胃袖状切除术。都是在腹壁上打几个小孔，腹腔镜下进行手术操作。减重手术后会很快出现血糖下降。多数在术后短期内血糖会恢复正常。80％左右糖尿病手术后无需服用降糖药，达到完全治愈。减重手术为糖尿病这一古老疾病的治疗带来了新的希望。

（朱江帆）

○ 摘编自《搜狐健康》2016 年 4 月 3 日

—— 专家简介 ——

朱江帆

朱江帆，同济大学附属东方医院外科学教授、主任医师、博士生导师、糖尿病与减重外科主任。

国际肥胖与代谢外科联盟（IFSO）委员；中国医师协会肥胖与糖尿病外科医师委员会常务委员；中国研究型医院学会糖尿病与肥胖外科专业委员会副主任委员、机器人与腹腔镜外科专业委员会常务委员、微创外科专业委员会委员；上海市医学会普外科专科分会肥胖与代谢病学组委员。

四十二、拒绝"忽悠",重度肥胖者应选择减重手术

"胖即富态"已不再受人恩宠,当今谈论肥胖与减肥应者如云,进入了初夏时节。一些爱美者体重明明在正常范围内仍"减肥"不辍,酵素、润肠……"排毒减肥"的心理被利用,体重正常却盲目跟风,结果收效甚微,对身体有害无益。

医学对肥胖症的诊治严格按照定义、标准和适应证施行。体重指数(BMI)是目前临床判断超重和肥胖的最常用、简便的指标。BMI 计算方法为体重(千克)/[身高(米)]^2。2003 年,我国原卫生部疾病控制司根据对 21 个省市近 24 万人的调查结果公布《中国成人超重和肥胖症预防与控制指南(试用)》,提出以 BMI≥24、BMI≥28 分别作为中国成人超重与肥胖的标准,而 BMI≥35 称为恶性肥胖。据此标准,中国面临肥胖大流行问题,预计今年的肥胖人数将超过 2 亿。肥胖所带来的一系列并发症或相关疾病,严重威胁人体健康,导致生活质量下降。因此,预防和控制肥胖症已成为刻不容缓的任务。

肥胖症容易并发的各种常见并发症主要有高血压、冠心病和各种心脑血管疾病、糖尿病和高脂血症、肺功能不全、脂肪肝以及生殖-性功能不全、膝与踝关节磨损等。肥胖者在罹患急性感染,遭受严重创伤,以及施行外科手术和麻醉时,机体的应激能力明显低于正常人,一旦发生这些情况,肥胖者的病情发展和预后都比正常人差。另外,肥胖女性比正常体重女性更易罹患乳腺癌、子宫体癌、胆囊和胆道癌肿;肥胖男性结肠癌、直肠癌和前列腺癌发生率较非肥胖者高。肥胖不仅对身体健康造成负面影响,而且正常的生活工作遭受重挫,肥胖可致社交障碍,工作效率低下,夫妻生活不和谐,对前途悲观失望。

肥胖症患者各自都有辛酸的减肥经历,包括饮食、锻炼、药物等多种方法,以及目前社会上名目繁多的减重训练营、强化班,尽管短时间内减重成功但很快反弹甚至超过治疗前,结果就是越肥越减、越减越肥,最后不减了,"认命"了。研究显示,通过饮食、锻炼、药物等多种方法减肥,有超过九成肥胖患者会复胖,全球范围内仅 2% 人群有长期效果,而这其中又有一半在多年后将再次反弹。对于

重度肥胖，减重手术是目前公认的唯一有效的方法。

（张　频）

○ 摘编自《新民晚报》2015 年 5 月 12 日

— 专家简介 —

张　频

张频，上海交通大学附属第六人民医院普外科主任医师。

中国医师协会外科医师分会肥胖与糖尿病外科医师专业委员会常务委员，中国研究型医院学会糖尿病与肥胖外科专业委员会常务委员，中国医疗保健国际交流促进会减重代谢外科分会常务委员，美国代谢及减重外科手术医学会会员，国际减重暨代谢手术医学会联盟会员，中国医师协会外科医师分会睡眠医学专业委员会减重代谢学组副组长，上海市医学会普外科专科分会减重与代谢外科学组副组长。

四十三、肥胖者睡觉易打呼需抓紧治

谈到肥胖，大家都比较关心人的外形和体重，实际上更需引起重视的是内脏脂肪对健康的影响。肥胖和鼾症关系相当紧密，肥胖者的软腭和咽腔侧壁及后壁上附着大量脂肪，导致上呼吸道变窄。肥厚的舌体同样会阻碍喉部通道，尤其在睡眠时若处于仰卧位，舌体后坠，更易引起睡眠呼吸障碍，产生鼾症。故而肥胖者的身体构成使其容易打鼾形成鼾症。

最新研究发现，睡眠呼吸障碍患者睡眠中突发心肌梗死和脑梗死的概率是正常人群的 3 倍。同时，有效地针对治疗睡眠呼吸障碍可以控制 1/3 以上的高血压，纠正 25％的糖代谢紊乱，并降低心血管疾病发病率的 20％，说明这些严重威胁生命健康和生活质量的疾病与睡眠呼吸障碍有着密切的联系。

睡眠呼吸障碍不仅仅是睡眠中打鼾，还有其他表现。这里给大家一个初筛的标准：除了打鼾以外，还有高血压、肥胖、小下巴、白天精神不佳之一，那么就需要及时就诊。其中，白天精神不佳可以通过相关量表来测定，超过 11 分，就表明白天精神不佳。如果男性年龄为 35～50 岁，女性处于绝经期后，那就更值得注意了。

由于阻塞性睡眠呼吸暂停疾病复杂，涉及口腔颅颌面科、口腔正畸科、呼吸内科、神经内科、手术麻醉科和我们普外科，我院自 2004 年起开展多学科协作治疗肥胖合并重度阻塞性睡眠呼吸暂停低通气综合征（OSAHS）的工作，我们曾救治过 BMI 为 87.4（体重 210 千克、身高 1.55 米）以及呼吸暂停低通气指数（AHI）超过 148 的危重患者，患者入院后已处于呼吸衰竭状态，从入院到出院患者始终戴着呼吸机辅助呼吸，经过多学科的缜密协作和配合，患者出院后一个月体重骤减 24 千克，AHI 也随之下降，并逐步摆脱了呼吸机，使患者逐步能够生活自理并回归社会。AHI 正常值小于 5，当大于 70 有猝死的可能。

病态肥胖不治疗的风险远高于手术风险，且手术后能部分或彻底改善肥胖以及相关疾病。目前最常用的手术——腹腔镜胃袖状切除术和胃旁路手术，患者具体宜采用何种术式，需咨询医疗专业团队。不同的手术方法所减体重会有所不同。多学科的支持也是必不可少的。然而，预期能减多少体重，制约因素很多,个人的减重动力是整个过程的关键。

（王　兵）

○ 摘编自《新民晚报》2016 年 1 月 11 日

—— 专家简介 ——

王　兵

王兵,上海交通大学医学院附属第九人民医院普外科行政副主任,主任医师,教授,研究生导师。

主要从事病态肥胖外科治疗,在国内最早开展多学科协作治疗肥胖合并睡眠呼吸暂停的临床研究,在致死性肥胖、肥胖合并阻塞性睡眠呼吸暂停、肥胖合并糖尿病、代谢综合征、肥胖合并多囊卵巢综合征和胃肠肿瘤等疾病治疗方面积累了丰富的经验。

四十四、减重代谢手术——"肥胖型糖尿病"患者的优选治疗

提到 2 型糖尿病的治疗,大家比较熟悉的是口服降糖药、注射胰岛素等,手术似乎是近几年才"有所耳闻",而在许多患者及部分医生的印象中,手术是所有药物治疗均无效后,才会考虑的"最后一招"。然而,近日获悉,一份由全球 48 个糖尿病治疗机构联合发表的声明中指出,减重代谢手术的治疗效果优于常规药物治疗和生活方式控制,被正式列入 2 型糖尿病的治疗方案。也就是说,在糖尿病治疗中,手术已经与生活方式控制和药物治疗处于同等重要的位置,不分先后。

治疗糖尿病的代谢手术源于减重手术。在 20 世纪 80 年代,美国医生意外发现,接受减重手术的肥胖患者,不仅体重减轻了,血糖、血压和血脂也大大降低。由于减重手术能给 2 型糖尿病患者带来诸多益处,故减重手术被更名为减重代谢手术。2013 年底,美国克利夫兰医疗中心公布了 2013 年十大医疗创新,减重代谢手术治疗糖尿病位列榜首。我国的肥胖和糖尿病外科治疗始于 2000 年。2012 年,中国医师协会外科医师分会肥胖和糖尿病外科医师委员会成立,为开展手术的医院及医生提供规范化培训,并开展大量的患者教育工作。2014 年,《中国肥胖和 2 型糖尿病外科治疗指南》正式发布,确立了手术治疗肥胖和 2 型糖尿病的地位。近年来,许多肥胖型 2 型糖尿病患者通过减重代谢手术使病情得到治愈或改善,超过 80% 的患者在接受减重手术以后,血糖完全恢复正常,摆脱了降糖药,充分证明了减重代谢手术的有效性。

但是并非所有糖尿病患者都适合手术治疗,1 型糖尿病患者,体型偏瘦,病程超过 15 年、年龄超过 65 岁、胰岛功能明显减退的 2 型糖尿病患者,均不适合手术治疗。除上述情况外,BMI＞32.5(中重度肥胖)的 2 型糖尿病患者,首选手术治疗;BMI＞27.5 且血糖控制不理想的 2 型糖尿病患者,可以考虑手术治疗。

目前,被普遍认可的减重代谢手术方式有两种;一种是袖状胃切除术,简单地说,就是"把胃变小",通过切除一部分胃,缩小胃的容积,保留胃大弯侧100 毫升的容量,通过控制食物摄入、调节瘦素分泌、降低进食欲望,最终降低体重、减

轻胰岛素抵抗，使血糖恢复正常。这种手术操作起来比较简单，术后营养不良并发症的发生率降低。另一种是胃旁路手术，就是在把胃"变小"的同时，减少"吸收"。胃旁路手术需要"改造"胃肠道的结构，但不切除任何组织。大多数学者认为，胃旁路手术治疗糖尿病的机制在于控制食物摄入的同时，减少小肠的吸收，促进大量肠道激素的分泌，同时刺激胰岛细胞分泌和再生，对于 2 型糖尿病的疗效更好（超过 80％的患者在术后可以摆脱降糖药），减重效果也更显著。

减重代谢手术是一种微创手术，在腹腔镜下完成，手术切口仅 0.5～1.0 厘米，患者术后恢复快，3～5 天即可出院，手术并发症及意外情况的发生率很低。仅 2014 年，全球已开展几十万例减重代谢手术。迄今为止，中国已经开展了几千例减重代谢手术，帮助众多肥胖及肥胖型 2 型糖尿病患者摆脱了疾病之苦。

（张　频）

○ 摘编自《大众医学》2016 年第 9 期

血｜管｜外｜科

四十五、腹主动脉瘤不是"肿瘤"

　　腹主动脉是人体位于腹腔深部、脊柱前缘的一根主干血管。正常情况下腹主动脉呈直管型，直径一般小于 1.8 厘米。在动脉粥样硬化、吸烟、炎症、感染等因素的作用下，腹主动脉血管管壁的强度减弱，血流的冲击作用使其出现扩张，当直径扩大超过原来的 50％时即称之为腹主动脉瘤。扩张部位一般在肾动脉和髂动脉分叉之间，部分患者可同时伴有髂动脉的扩张，瘤体一般呈纺锤形。因为带有"瘤"字，很多人会误以为腹主动脉瘤是一种恶性肿瘤。其实不然，腹主动脉瘤的本质是血管的扩张，没有任何肿瘤细胞的存在。

　　腹主动脉瘤虽然不是肿瘤，但是危害一点也不比恶性肿瘤小。它的主要危险是瘤体扩张后破裂，会导致大出血和死亡。腹主动脉瘤一旦破裂，血流会像大河决堤一样汹涌而出，患者可在几分钟之内因大失血而死亡。形象地说，腹主动脉瘤犹如放在肚子里的一颗定时炸弹，随时都有爆炸的可能。此外，瘤体增大时压迫周围脏器可出现相关的压迫症状。瘤腔内的附壁血栓脱落可引起下肢动脉栓塞。

　　腹主动脉瘤在瘤体较小时可无任何症状，随着瘤体增大，会逐渐出现相关的症状。最常见的是腹部出现搏动性的肿块，和心脏跳动一致；瘤体压迫脊柱时可出现腰痛；瘤体压迫十二指肠可出现肠梗阻；瘤体破裂前和破裂时可出现明显的腹痛。血栓脱落导致下肢动脉栓塞时，可出现下肢疼痛、皮色苍白和皮温降低等症状。

　　目前没有任何药物能够逆转腹主动脉瘤，符合下列三种情况之一时需要进行手术治疗：①瘤体直径大于 4.5 厘米；②每半年增大的速度超过 0.5 厘米；③出现症状，如压迫症状、下肢动脉栓塞、疼痛等。如果患者没有出现上述条件中的任何一项时，不需要手术治疗，但要密切随访，每隔半年进行 B 超或者非创伤性血管成像术等检查，以观察瘤体直径有无增大。

　　手术治疗包括传统开放手术和腔内微创修复两种方式。

（1）传统开放手术：即为腹主动脉瘤切除＋人工血管置换术。该手术对血管形态等解剖条件要求不高，总的费用可能略少于腔内修复术，术后随访的要求相对较低。但缺点是手术创伤大，并发症发生率高，术后恢复的时间较长。

（2）腔内微创修复治疗：是通过股动脉在瘤体内植入带人工血管膜的支架，固定在两端正常的血管处。这样血流就通过支架管腔内流向瘤体远端，血流被限制在支架内流动而不再作用于瘤壁，瘤腔内、支架外的血流逐渐凝固形成血栓，瘤壁因没有血流的冲击而不再增大和破裂。腔内修复是腹主动脉瘤治疗历史上划时代的进步。与传统的动脉瘤切除＋人工血管置换相比，腔内修复微创治疗无需开腹，创伤小、恢复快，特别适合高龄、合并症多、害怕传统手术的患者。近年来，由于新型腔内器材的不断研制和应用，腔内修复术对动脉瘤解剖形态的要求不断降低，手术适应证不断拓宽，使得更多的患者能够由此获益。既往微创手术时常需要在腹股沟处做小切口，如今血管闭合器的应用使得腔内修复可完全经皮肤穿刺完成，不需要做任何切口，局麻下就可以完成操作，手术时间更短，创伤更小。

腹主动脉瘤虽然危险，但不是绝症，只要全面地认识它，选择合适的治疗方案，就能获得很好的治疗效果。

（符伟国）

○ 摘编自《家庭用药》2013 年第 8 期

—— 专家简介 ——

符伟国

符伟国，教授、博士生导师，复旦大学附属中山医院血管外科主任、血管外科研究所所长。

中华医学会外科学分会血管外科学组副组长、中国医师协会外科医师分会血管外科专业委员会副主任委员、腔内血管学专业委员会副主任委员。

四十六、胸痛莫大意——"隐匿杀手"主动脉夹层

1986 年 8 月 24 日美国排球运动员海曼，因主动脉夹层破裂猝死。2001 年 1 月 3 日我国排球运动员朱刚，因主动脉夹层破裂猝死。英国国王乔治二世、著名小提琴家帕格尼尼均死于主动脉夹层破裂。

突发胸背痛在急诊临床上常见，诸如心绞痛、心肌梗死等已为人们所了解，而主动脉夹层则相对鲜为人知。主动脉夹层是主动脉内膜撕裂后，主动脉血流经内膜裂口进入主动脉壁内，撕开胸主动脉和腹主动脉中膜的疾患。主动脉夹层属主动脉严重疾患之一，男性患者多见，发病的高峰年龄为 60～70 岁。急性主动脉夹层的发生有一定的季节性和昼夜节律性，早晨 6～10 点及冬春寒冷季节多发。70%～80% 的患者有高血压病史。以往认为我国主动脉夹层的发病率低于西方国家，但是随着社会人口老龄化，同时由于我国高血压人群对于疾病认知程度不足，服药不规则甚至完全不服用降血压药物，血压控制往往不够理想，这都导致了我国主动脉夹层的发病率有低龄化和扩大化的趋势。在临床工作中，40 余岁的中年主动脉夹层患者并不鲜见。21% 的主动脉夹层患者在到达医院前已告不治，若未获得合适的治疗，发病 6 小时内的死亡率超过两成，而 24 小时内死亡率近 50%。

主动脉夹层最常见的症状是胸痛，超过 93% 的患者有此症状，表现为突然发作的撕裂样剧痛。疼痛的部位通常位于后背部（肩胛间区），近半数患者还伴有腹部疼痛症状。除疼痛外，夹层患者还可出现肢体麻痹（脊髓缺血）或发冷坏死（肢体缺血）、少尿无尿（肾脏缺血）等症状。严重的夹层撕裂还可引起心包填塞或主动脉破裂等，导致患者猝死。早期诊断对于急性期主动脉夹层的治疗有重要意义，经食管超声心动图检查、磁共振、CT 成像等检查均有较高的敏感性和特异性。

主动脉夹层的治疗包括药物治疗和手术治疗。由于主动脉夹层急性起病时，主动脉血管壁水肿明显，除非患者病情极其危重，才考虑急诊手术，但死亡率及并发症发生率均高于择期手术。通过药物治疗降低患者系统血压及血压变化率是早期治疗（发病 3 周内）的关键，可稳定夹层病变，缓解主动脉分支血管受压

程度,减少夹层破裂的风险。但是研究发现药物保守治疗的远期效果不佳,慢性期主动脉夹层就如同一颗不定时的炸弹,因此对夹层患者而言,一旦度过急性危险期,就需考虑积极的手术治疗。

传统手术行主动脉夹层切除及人工血管置换,创伤大,术后截瘫、肾功能不全等并发症发生率高,做还是不做,外科医师和患者家属往往陷于两难的境地。1999 年,Nienaber 和 Dake 用人工血管内支架覆盖 Stanford B 型主动脉夹层原发破口,使主动脉夹层得到微创治疗。通过支架彻底覆盖夹层原发破口,阻断夹层假腔内的正向血流,降低假腔内压力并促进假腔内血栓形成,最终达到重塑主动脉,消除假腔,重新贴附主动脉内膜与中膜的目的。腔内治疗的优势越来越得到医师的认可,中山医院血管外科十余年来完成了大量的主动脉夹层腔内修复手术,收治患者数量达到国际领先的水平,结果显示该治疗方法具有良好的疗效,手术死亡率及围手术期并发症发生率明显低于传统主动脉人工血管置换手术,与药物保守治疗相比,减少了主动脉夹层远期病变进展的风险,消除了隐患。

腔内修复术后,患者需定期复查主动脉内支架情况。如果主动脉夹层远端破口持续通畅,并引起夹层病变进展,可再次行人工血管内支架腔内修复术,如果远端破口距离内脏动脉开口距离过近,可考虑应用封堵器进行治疗。

(符伟国)

○ 摘编自《大众健康》2009 年第 12 期

四十七、血管外科是一门新兴的外科专业

　　随着人们饮食结构以及生活习惯的改变，心血管疾病及肿瘤的发生率开始上升并超过感染性疾病，成为现代社会影响人类健康的主要疾病谱。血管外科医生是治疗全身血管疾病的专家。可以认为，除了颅内及心脏血管（冠状动脉）疾病以及需要体外循环机支持的手术（如心脏手术）以外，全身任何部位的血管问题，都属于血管外科医生的诊疗范围。

　　血管外科不但新兴，而且发展迅猛。血管吻合技术于 1912 年获得诺贝尔奖，经过半个世纪的发展，终于成为外科手术中的一项常规技术。时至今日，国际和国内的很多血管外科中心都将创伤更小的腔内治疗作为标准的手术方式。从颈动脉狭窄所致的脑梗死的预防，到下肢缺血的改善，再到致命性主动脉瘤的治疗，血管腔内微创技术已经涉猎血管外科领域的各种疾病。

　　（1）血管外科诊疗手段具有"多样性"：虽然被称为"血管外科"，但就诊于血管外科门诊的 80％ 患者并不需要手术治疗，而是接受医生的药物治疗或严密的随访。血管外科医生为他们提供最为全面的血管保护与治疗措施。

　　首先，血管外科医生可以综合运用并判读血管检查结果，这些检查本身对患者身体并不造成任何创伤，或创伤非常微弱，但可以为医生提供客观的诊断参考，其中包括彩色超声多普勒、物理性动静脉评估（节段性测压或容积测定）、CT 或 MRI 血管显像技术等。其次，在患者的病情到达需要手术处理的程度之前，与内科医生合作协调患者的血管初级保护措施是血管外科医生的首要任务。最终，血管外科医生可以为病情达到一定程度的患者选择一系列治疗手段，并制定全面的诊疗方案。从传统意义上讲，药物治疗是心血管内科医生的专长，血管腔内技术是介入科医生的发明，手术刀是外科医生的专利。然而，如今血管外科医生是唯一同时掌握上述所有诊断技术、药物治疗、开放手术、微创血管腔内治疗的血管病专业医生群体。其优势就在于可以根据患者的个体情况以及病变的程度合理地选择不同的治疗方案，甚至往往将传统开放手术和微创腔内手术同时运用，在疗效和创伤之间寻找最佳的平衡。

　　（2）血管外科手术指征具有"相对性"：任何外科医生评判一个患者是否需要接收手术，其实是比较手术本身所带给患者（并发症）的风险与非手术治疗下

疾病(发展)所带来的风险。以腹主动脉瘤和主动脉夹层为例,很多患者接受手术,其目的在于预防动脉瘤或动脉夹层的破裂大出血死亡。包括颈动脉狭窄的手术,我们也是为了"预防可能发生或再次发生的脑梗死",而不是治疗"已经发生的脑梗死"。所以往往血管外科手术是一个"预防性"手术,正因为"预防性",血管外科手术的指征就有其"相对性"。同时,血管外科的手术很多都是以改善生活质量为主要目的,这就更要求对手术风险的充分评估,甚至应该考虑患者的经济状况。

如今,血管外科医生是新技术的先行者,血管外科也已经不再仅限于外科手术。血管外科具有治疗血管疾病的全套解决方案和策略,全力应对不同个体的治疗需要。

(符伟国)

○ 摘编自《健康报》2016 年 4 月 14 日

四十八、预防脑梗死我们能做什么

脑卒中是当今人类第三位致死原因，欧美国家脑卒中的年发病率为 200/10 万，其中 80％为缺血性中风，医学上称为脑梗死。过去一般认为脑梗死主要是由脑内动脉硬化血栓形成所致，但近年来，不断发展的影像学技术和大量的流行病学调查逐渐揭示：颅外颈动脉硬化闭塞症在脑梗死的发病中起了很重要的作用，大约 50％的脑梗死患者存在颈动脉狭窄或闭塞。

颅外颈动脉硬化闭塞症也就是颈动脉的粥样硬化，它与高脂血症、糖尿病以及高血压有密切关系，主要表现为颈动脉，尤其是供应脑血供的颈内动脉壁上有脂质堆积、纤维增生乃至钙化，形成硬化斑块，斑块突向动脉腔内导致动脉狭窄，影响脑内供血。更重要的是在血流的持续冲击下。斑块退变产生的碎片脱落随血流进入颅内，引起小动脉栓塞，导致供血区脑组织缺血坏死，就表现出脑梗死症状。如果斑块内以脂质和纤维成分为主，称为不稳定斑块，表面碎片易脱落，容易发生脑梗死，有时斑块还会继发出血、溃疡，此时碎片更多、更易脱落，危险性就更高。

国外最早从 1954 年开始尝试颈动脉内膜切除术（即俗称的"剥离术"）来治疗颅外颈动脉硬化闭塞症，预防脑梗死。这种手术简单地说，就是在直视下切开狭窄段颈动脉，把硬化斑块剥除后再把颈动脉缝合起来。由于它不仅可使狭窄的颈动脉管径恢复、脑血流量增加，而且还可消除微栓子的来源，因而在 TIA 及脑梗死的防治中具有重要意义。颈动脉内膜切除术已成为治疗颅外颈动脉硬化闭塞症的标准术式，在西方国家得到大规模推广。

但是，对于高危患者，如高龄、患有严重心肺疾病、肾功能不全、对侧颈动脉闭塞、既往颈动脉手术史等，颈动脉内膜切除手术并发症相对较高。于是，在外科手术发展的同时，外科医生和介入放射科医生寻找到一种创伤更小，操作更简单，并发症更少的手术方法——颈动脉支架成形术（即俗称的"支架术"）。这种手术是通过微创的方法，在 X 线透视下用导管从血管内把支架送到颈动脉病变部位然后释放，让支架固定斑块防治脱落，并利用支架的弹性把狭窄处撑开。近年来，支架成形术越来越多地被应用于颅外颈动脉硬化闭塞症的治疗，特别是那些高危患者。

　　20 世纪 80 年代以前的学者认为，症状性颈内动脉狭窄，狭窄程度超过 75％，应行颈动脉内膜切除术。近 10 年的研究表明：除上诉适应证外，对有脑梗死高危因素的患者，有症状者狭窄＞50％，无症状者狭窄＞60％，应积极行颈动脉内膜切除术。支架成形术适应证在一段时间的争论之后，也趋向一致。简单说就是：直径狭窄率＞70％的症状性狭窄，但不适合手术或具有手术高危因素的患者。在颈动脉狭窄手术发展的半个世纪以来，历经了从常规手术阶段、单纯球囊扩张阶段、支架成形术阶段。手术的方式不断简化、时间不断地缩短、手术的风险不断降低、手术的适应证不断扩增。颈动脉狭窄手术方式的更新，也是符合血管手术正在从传统方式走向腔内治疗，从巨创走向微创的大方向。

（符伟国）

○ 摘编自《健康促进》2007 年第 4 期

四十九、"桥梁"日新月异,"隧道"异军突起

一条江,一条河挡住了人们的去路,在江河上盖一座桥,人们又能继续前进了。人体动脉血管如果阻塞了,血流就不能通过了,动脉血管所支配的区域就发生缺血,发生一系列的严重后果。现代的医生用人造血管把阻塞的近端和远端分别缝接起来,于是血流又贯通无阻了。如同桥梁设计精益求精,质量日趋提高,动脉血管代用品由于几十年来医师和工程师的努力协作,也逐渐完美。近年来腔内血管外科的发展,人体动脉血管"桥梁"已有向人体动脉"隧道"发展的趋向,即将闭塞的动脉通过机械扩张、消除斑块、安放动脉腔内支架的方法使动脉重新贯通。

自体静脉　发挥妙用

涤纶或真丝人造血管在大口径动脉的移植术中,是成功的,但在小口径(5毫米左右)动脉的移植术中常因血栓形成而招致失败。人们自然想起了自己的动脉,但自身的动脉在各自的"岗位"上发挥了各自的作用,很少有切除后不影响功能的,于是又想起了异体同种血管,但经过临床应用发现由于异体血管带有抗原性,发生排斥反应,已被摒弃使用。

聪明的人类终于找到了切除后不会产生任何功能障碍的自体大隐静脉作为小口径动脉代用品,它就是大隐静脉。大隐静脉是自体静脉,故无抗原性,不会产生排斥现象,内膜光滑不会产生血栓,且抗感染力强,柔软易弯,可移植于跨关节部位,故它的通畅率极高,是一切人造血管所望尘莫及的,因此数十年来它一直是人体自备的最佳中小动脉移植物。

但自体大隐静脉也不是十全十美的,有人统计需做动脉搭桥手术的患者有10%～25%缺乏满意的自体大隐静脉。现在一个新课题又摆在我们面前,除了自体大隐静脉之外,还有没有较为理想的小口径动脉代用品呢?

人造血管　名列前茅

自从膨体聚四氟乙烯人造血管问世后,终于使小口径合成纤维材料人造血

管的通畅率大大推进了一步。聚四氟乙烯素有"塑料之王"的美称，经过大量试用，聚四氟乙烯人造血管替代小口径动脉时通畅率极高。

聚四氟乙烯人造血管在早期的临床应用中，也曾发现少数病例发生类似于脐带静脉最初移植时曾经出现过的动脉瘤样改变，并经验证，如血压 200 毫米汞柱达 1 周以上，人造血管可以发生轻度扩张，如用 600 毫米汞柱压力，则可造成人造血管破裂。后来采用很薄的网状膜加固外层后，在 500 毫米汞柱压力下仅造成微小扩张，而破裂压力增至 3 600 毫米汞柱。由于人体血压罕有超过 250 毫米汞柱的，故这种人造血管是相当可靠的。目前临床应用的产品就是外层加固过的膨体聚四氟乙烯人造血管。

"桥梁""隧道"　携手并进

经过国内外医生近 20 年的不懈努力，对于动脉硬化狭窄，已可以不做切口或仅做一非常小的切口，来实施治疗。医生用一根带球囊的导管在大腿根部穿刺到动脉内，借助 X 线机透视，将导管插到动脉狭窄部位，然后用液体将球囊充盈到一定压力后，动脉狭窄部的管腔逐渐扩开，这称为经皮动脉腔内球囊扩张成形术，也就是类同于在闭塞动脉中打"隧道"，适合于短段大、中动脉狭窄患者。而血管内支架是一种用金属丝制成的金属支架，通过穿刺股动脉，可置放在动脉狭窄处或闭塞的部位，靠它的膨胀性能，保持血管腔长期通畅，使已开通的"隧道"得到加固。

目前应用腔内扩张加内支架的打"隧道"方法和应用人造血管或自体静脉移植的架"桥梁"方法正选择性地根据动脉闭塞患者的不同部位、不同程度、不同范围的病情，分别采取不同的治疗方法，真可谓"桥梁""隧道"，携手并进、各显神通，力图解除动脉血管"交通"堵塞状况。

（叶建荣）

○ 摘编自《健康促进》2004 年第 5 期

—— 专家简介 ——

叶建荣

叶建荣，教授、硕士生导师，《中华血管外科杂志》编委会顾问，国际静脉联盟中国静脉学会顾问，上海市医学会医疗鉴定专家咨询委员会成员，海峡两岸医药卫生交流协会血管外科学专家委员会顾问。

CHAPTER TWO

问名医

甲状腺外科

1. 体检发现甲状腺结节怎么办

甲状腺是人体内的内分泌器官，能合成甲状腺素，调节机体基础代谢并影响生长和发育。随着超声检查技术的发展，体检发现的甲状腺结节越来越多。患者发现自己得了结节之后，往往会充满了紧张和恐惧。其实甲状腺结节并没有那么可怕。

当检查出有甲状腺结节后，应该到正规医院的头颈外科或者甲状腺专科门诊就诊，一般推荐甲状腺彩超作为首选检查，它既可以确定结节的大小，同时也能评估结节良恶性。甲状腺功能的检查可帮助判断是否有"甲亢"或者桥本甲状腺炎。当结节较大或者怀疑恶性可能，则还需行颈部 CT 或者 MRI 检查。

医院的甲状腺彩超报告，将诊断结果由良性到恶性分为 1～6 级，为解读甲状腺结节的性质提供可靠的依据。分类为 2 级和 3 级的结节绝大多数是良性结节，多不需要处理，定期随访即可。TI-RADS 分类为 4 级的结节存在不同程度的恶性风险，可以先行穿刺细胞学检查，而后决定是否手术，TI-RADS 分类为 5 级以上的结节应及时手术治疗。

甲状腺细针穿刺活检是一项在全世界范围内都广泛开展的常规检查手段，不会刺激肿瘤的生长，更不会造成肿瘤的转移。如果穿刺结果提示为良性，可继续门诊随访即可。当穿刺结果提示为恶性时，则需接受外科手术治疗。不论哪一类型的癌，越早接受治疗，预后相对也越好。

（王家东）

—— 专家简介 ——

王家东

王家东，主任医师、教授，上海交通大学附属仁济医院耳鼻咽喉—头颈外科主任。

上海市十届政协委员，民盟上海市医药卫生委员会副主任，上海市医学会耳鼻咽喉头颈外科专科分会委员兼秘书，上海市医疗事故鉴定委员会委员、《中国眼耳鼻咽喉科杂志》编委、《中国中西结合耳鼻咽喉科杂志》编委。

2. 为什么甲状腺术后要吃优甲乐

　　甲状腺手术后许多患者需要服用优甲乐(左甲状腺素),补充机体内甲状腺激素水平。但是,一些患者对服药的目的了解不够,对优甲乐不良反应有很大的顾虑,又觉天天吃药麻烦。

　　甲状腺良性疾病术后应该服用优甲乐,除替代激素外,还能抑制剩余甲状腺组织的结节再生或复发。恶性疾病,口服优甲乐,除了替代治疗,还要增大剂量来抑制复发转移或病情进展,同时亦强调根据患者个体情况(心脏、骨质疏松)选择最佳抑制剂量,使促甲状腺激素(TSH)稍小于正常值低限或稍高于正常值低限。当然患者体重和剩余甲状腺组织多少会影响所需服用优甲乐的剂量。复查甲状腺功能很重要,需要根据患者甲状腺功能调节优甲乐的剂量。

　　优甲乐应于早餐前 1 小时,空腹,将 1 日剂量一次性用水送服,效价最高,稳定,便于可靠监测,精准调整剂量。对老年患者或冠心病患者,以及重度或长期甲状腺功能减退的患者,应特别注意使用甲状腺素治疗的开始阶段应选择较低的初始剂量并缓慢增加服用剂量(1/4 片),经常定期监测血甲状腺素水平。推荐把规定的药量放在牙刷旁,刷牙后即服。如剂量少,一般可逢单半片,逢双 1 片(相当于每天 3/4 片)。

(樊友本)

—— 专家简介 ——

樊友本

　　樊友本,主任医师,教授,硕士生导师。上海交通大学甲状腺疾病诊治中心常务副主任、疝与腹壁外科疾病诊治中心六院主任,上海市医学会普外科专科分会疝与腹壁外科学组和甲状腺协作组委员、中华医学会内分泌学分会甲状腺学组委员。

3. 甲状腺恶性肿瘤患者术后应如何治疗随访

　　正常情况下,甲状腺肿瘤包括恶性肿瘤的治疗效果都是很好的,术后复发的概率很低,患者术后不用过分紧张。但同时也不能掉以轻心,特别是甲状腺恶性肿瘤术后应该密切关注术后治疗和随访。

对于甲状腺癌等恶性肿瘤，由于促甲状腺素水平过高可能会导致肿瘤复发，因此患者术后均需进行促甲状腺素抑制治疗，终身足量口服甲状腺素。需要注意的是，甲状腺素的摄入不宜过多，抑制促甲状腺激素的水平也不是越低越好，一定要根据专科医生的建议调整用药量。

不少甲状腺癌患者术后会有疑问，有没有必要做术后补充外放疗或化疗？其实，外放疗只适用于手术中甲状腺肿瘤有浸润气管、食管、喉返神经或颈部大血管而局部残留的患者；化疗只适用于晚期无法接受手术或同位素治疗的患者，而且一般效果并不明显。因此，处于低危险期的患者不建议此类非常规治疗。

临床上，甲状腺癌患者的复发和转移接近 90％ 都发生在术后 2～5 年，因此早期随访对患者的健康有重要意义。常规的甲状腺恶性肿瘤的随访期为 10 年。可以根据不同的阶段安排随访时间，一般在术后 1～2 年每 3 个月一次随访；术后 2～5 年每 6 个月一次随访；术后第 5～10 年每年一次随访即可。

（王卓颖）

—— 专家简介 ——

王卓颖

王卓颖，复旦大学附属肿瘤医院大外科副主任、头颈外科副主任，硕士生导师。

中国抗癌协会甲状腺专业委员会青年委员会副主任委员，上海市医学会普外科专科分会委员，上海市抗癌协会头颈部肿瘤专业委员会委员，美国头颈外科协会通讯会员。

4. 亚甲炎是怎么回事

亚甲炎是病毒感染后所致的甲状腺变态反应性炎症，又称亚急性甲状腺炎。在疾病初期，病毒感染侵及甲状腺滤泡，甲状腺激素溢出而释放入血，出现心悸、手抖、出汗等"甲亢"症状。随着病情的演变，甲状腺激素消耗殆尽，由此进入了"甲减"期。此阶段的患者往往出现畏寒、乏力、嗜睡、便秘等症状。紧接着甲状腺滤泡细胞完全修复，患者异常症状也随之消失。

亚甲炎是自限性疾病，可自行缓解。但是，大部分患者因症状明显需要治疗。一般对症治疗，服非甾体解热镇痛药，如吲哚美辛或保泰松等。必要时可加用糖皮质激素。亚甲炎引起的甲亢症状可以口服 β 受体阻滞剂如普萘洛尔以调控心率，此期不宜应用抗甲状腺药物。有不到 10％ 的患者最终会演变为"甲减"，即使变为"甲减"，只要按医嘱服用甲状腺激素，也不会对健康构成太大威胁。

注意饮食清淡，容易消化，可多摄入一些高纤维素以及新鲜的蔬菜和水果，营养均衡，包括蛋白质、糖、脂肪、维生素、微量元素和膳食纤维等必需的营养素，荤素搭配，食物品种多元化，充分发挥食物间营养物质的互补作用。不需特意食用无碘盐或禁忌海鲜。

（艾志龙）

—— 专家简介 ——

艾志龙

艾志龙，复旦大学附属中山医院普外科主任医师。擅长甲状腺疾病的诊断治疗，研究方向为甲状腺癌、肝胆疾病，包括胆道肿瘤、胆道结石等。

5. 桥本甲状腺炎是怎么回事

桥本甲状腺炎是一个日本人首先发现并报道的自身免疫性甲状腺病（AITD），又称"桥本病"。通俗一点就是患者的免疫系统把甲状腺当做"外敌"，进行了错误的攻击而导致的一系列症状。

"桥本病"是造成"甲减"的最常见原因。抗体是免疫系统产生的用来捕获外敌的工具。在"桥本病"中，免疫系统产生的叫抗甲状腺过氧化物酶抗体（TPOAb），其破坏甲状腺的正常功能，减少甲状腺激素的生成，从而导致"甲减"。

目前临床上尚无有效的方法治疗免疫系统的这种功能紊乱，那么，针对"桥本病"我们能做些什么呢？首先就是及时诊断桥本病导致的"甲亢"或"甲减"，并针对高危因素进行干预，比如控制碘的摄入、控制感染、应激反应等等；其次就是通过检测 TPOAb、TRAb 等指标，对疾病的发展、患者症状进行有效的治疗控制。临床上，TPOAb 一般是终身异常的，并不会随着病情的好转而降低。TPOAb 的高低和疾病的严重程度没有关系，不要让其影响到了患者的心情。

"桥本病"是一个终身性的免疫性疾病，目前临床上无有效根治的方法，其最主要的是影响甲状腺功能，导致"甲减"。所以，确诊后只需要定期检测甲状腺功能，及时纠正其导致的"甲减"即可。此外，一旦确诊"桥本病"，我们还建议患者要定期复查甲状腺超声，尽早观测到是否有甲状腺肿瘤的形成或者病变。

（刘　晟）

—— 专家简介 ——
刘　晟

刘晟，上海长征医院普外科副主任医师，副教授。

6. "甲亢"手术后需要终身服药吗

首先，手术并不代表百分之百治愈甲状腺功能亢进（简称"甲亢"），少数患者术后可能复发。"甲亢"术后复发的原因较多，其中，手术中腺体残留过多是"甲亢"术后复发的主要原因。此外，"甲亢"大多属于自身免疫性疾病，术后患者体内仍存在某些刺激甲状腺术后继续增生的物质和免疫球蛋白，刺激甲状腺细胞分泌大量 T_3 和 T_4，抑制 TSH，促使"甲亢"复发。据研究，接受甲状腺全切除术后，"甲亢"复发率几乎为 0，然而这一手术方式因并发症增多，目前在国内尚未广泛开展。接受甲状腺次全切除术，"甲亢"治愈率达 95％，复发率为 0.6％～9.8％。可见，大部分患者术后无需再服抗甲状腺药物。少数患者术后"甲亢"复发，其中症状轻微者，可以考虑行药物控制，仍有可能需要长期乃至终身服抗甲状腺药物。

其次，"甲亢"手术最常见的并发症是永久性甲状腺功能减退，发生率为 4％～30％。造成这一问题的原因是手术切除甲状腺组织的量，尚无客观测定方法。若过多则可能甲状腺功能减退（简称"甲减"），Graves 病本身发展到最后也可能演变成"甲减"。一旦术后发生"甲减"，则需服用左甲状腺素片替代治疗，若残留的甲状腺组织长期无法实现功能代偿，也需终身服药。

最后，若术中甲状旁腺被摘除或血供受影响，可能有长期低钙风险，术后需定期复查血钙，按需服用钙片和骨化三醇。

（邹　强）

7. 双侧甲状腺癌术后手脚和头面部发麻是如何造成的，该怎么治疗

这要从人体钙的吸收谈起。人体吸收钙并且正常调节在很大程度上是依靠

甲状旁腺。甲状旁腺一般位于甲状腺侧叶后面。一般有上、下两对，为淡红色的圆形成扁平长形的小体，每个重 0.05～0.3 克。别小看这小小的腺体，它的作用很大，体内钙、磷代谢主要靠它。若该腺全部受损伤，钙的吸收就会受到影响，血钙的浓度降低，低血钙时神经肌肉兴奋性增强，从而出现手足抽搐。

甲状腺手术，特别是甲状腺双侧全切加淋巴结清扫手术后，许多患者会出现手足麻木，甚至抽搐，这是因为手术中影响了甲状旁腺的血供，在行颈部淋巴结清扫手术时，甲状旁腺和淋巴结外形相似，很难分辨，有时甚至会发生误切可能。绝大多数手足麻木的患者其症状都是暂时性的，通过一段时间的补钙治疗后可明显好转，永久性甲状旁腺功能低下较少见。甲状旁腺功能减退患者，出现低钙血症手足抽搐时必须用静脉注射钙剂治疗，无手足抽搐或只有轻微的神经-肌肉症状，可以仅口服钙剂。对此病治疗的方法主要是补充各种钙剂和维生素 D，宜进高钙低磷饮食，不宜多进食蛋黄及菜花等食品。尽量避免应用能加重低血钙的药物，如避孕药、糖皮质激素、地西泮、苯妥英钠、苯巴比妥等制剂，即使使用亦不宜长期使用。

（张生来）

—— 专家简介 ——

张生来

张生来，主任医师、副教授，硕士生导师，上海交通大学医学院附属新华医院普外科行政副主任。作为负责人和重要参与人完成多项国家级和上海市科研课题。擅长甲状腺良恶性疾病诊断、治疗，以及甲状腺微创或传统手术治疗。

8. 切了右甲状腺，为什么也要吃左甲状腺素

门诊碰到这么一个患者，他对我说：隔壁老王切了左甲状腺，一直在吃左甲状腺素，而我切了右甲状腺，为啥也要吃左甲状腺素，不吃右甲状腺素？有没有右甲状腺素？我相信一部分患者都会有这个疑问。其实左甲状腺素的这个"左"并不是左侧、右侧的意思，而是左旋的意思，说到左旋，必须要先给大家补充一下手性分子及手性结构的概念。手性（Chirality）的意思就是你照着镜子，虽然镜像就是你，但是如果把镜像拿出来，你与镜像却永远无法重叠。拥有这种结构的分子叫手性分子。以此类推：带螺纹的螺丝不能与镜面里面的镜像重合，所以它是手性结构；而不带螺纹的螺丝能与镜像重合，因此它不是手性结构。

甲状腺素属于手性分子，存在手性结构，因此既有左甲状腺素，又有右甲状腺素，虽然左、右甲状腺素的化学式完全一致，都是 $C_{15}H_{11}I_4NO_4$，但是它们就像永远不能重叠的双手一样，永远保持着各自的位置，为了表示区分，它们的英文名和缩写也是不同的，左甲状腺素的英文名是 Levothyroxine，简称 LT_4，而右甲状腺素的英文名是 Dextrothyroxine，简称 DT_4。右甲状腺素和左甲状腺素的结构不一样，这意味着它们的功能也是有区别的。因此，右甲状腺素并不能够像左甲状腺素一样起到替代甲状腺激素的作用。事实上，最初药厂生产右甲状腺激素主要是看重它的降血脂、降胆固醇作用，目前右甲状腺素也早已停产，主要是因为它的不良反应太大。

（单成祥）

—— 专家简介 ——

单成祥

单成祥，上海长征医院普外三科副主任医师、副教授，华东地区微创外科青年医师联盟委员、上海市中西医结合学会围手术期专业委员会青年委员、上海长征医院国家级医疗救援队队员。

9. 什么是甲状腺微创手术

传统的开放手术术后在颈部留下的瘢痕，不同的人种情况不同，白人、黑人颈部瘢痕基本可以忽略不计。而我们亚洲人种，颈部可能非常明显且伴随患者终身，由于文化的不同，可能对患者造成较重的心理创伤。甲状腺肿瘤多发于中青年女性患者，她们对"美容"或微创的甲状腺手术有着相当迫切的需求。在很多情况下微创技术已被证明可预期达到与传统的手术方法相同的手术目的，而显著减少切口长度、疼痛。因此，这些技术已经在腹部、骨盆以及胸部手术取代了许多"开放"技术。微创技术在甲状腺、甲状旁腺和颈部手术中的应用进展速度慢得多。甲状腺癌发病率的上升和患者的需求加速了内窥镜颈部手术的演进。

经过多年的发展，已经形成一系列的甲状腺"微创"手术方式，技术手段如颈部小切口的腔镜辅助手术（MIVAT）、SET、机器人手术等，入路有颈部、腋下、乳晕、经口等，全腔镜也有单孔、二孔、多孔等；随着腔镜技术的进步，目前我们开展颈部以外入路的全腔镜手术，建议用颈部小切口的腔镜辅助手术（MIVAT），腔镜甲状腺手术得到广泛的开展。对于良性甲状腺结节手术其适应证较广，而对于甲状腺恶性肿瘤，全腔镜手术的应用受到了一定限制。随着技术的不断进步，腔镜手术将得到越来越多的临床应用，对于爱美人士，可以咨询有经验的专科医生，在严格把握适应证的情况下开展腔镜下甲状腺手术。

（王　宇）

—— 专家简介 ——

王　宇

王宇，复旦大学附属肿瘤医院头颈外科主任医师。

中国医师协会外科医师分会甲状腺外科医师委员会中青年委员会委员、青年委员会副主任委员；中国研究型医院学会甲状腺疾病专业委员会委员；中国医疗保健国际交流促进会甲状腺疾病分会委员。

10. 解密甲状腺机器人手术

500多年前，Leonardo da Vinci在他的手稿上设计出了西方时间的第一款人形机器人。同样是在500多年前，甲状腺的解剖形态在这位天才的笔下被第一次描绘出来。

500年后的今天，科技的进步让我们迎来了崭新的时代，当3D、高清、Endowrist和抖动滤过技术等诸多突破变为现实可行，甲状腺的微创手术悄然迈入了达·芬奇机器人时代。

达·芬奇外科手术系统是一种高级机器人操作平台，其设计的理念是通过使用微创的方法，实施复杂的外科手术。甲状腺手术历来以要求精准而著称，它不仅要求精准地切除甲状腺组织，还需要完整保护好周围重要的神经、血管及邻近器官等解剖结构。达·芬奇机器人辅助下的甲状腺手术不仅胜任上述手术要求，还能够做到颈部无瘢痕，满足美观的要求。

那么，达·芬奇机器人为何如此神奇？对照传统腔镜技术，达·芬奇的密码究竟在哪里呢？首先，达·芬奇机器人系统能为主刀医生提供患者体腔内放大10倍以上的三维立体高清影像，使主刀医生较普通腔镜手术更能把握操作距离并清晰辨认解剖结构，提升了手术精确度。其次，达·芬奇机器人系统机械臂的运动模式保持了手眼一致、手与器械端运动一致，有助于医生将开放手术中的经验应用到机器人手术中；机械臂的操作手可完全模仿人手臂手腕动作的7个自由度,在颈部的狭窄空间里机械手的灵活性不仅远胜于传统腔镜器械,还远大于人手。再次,达·芬奇机器人系统可以滤除抖动,并等比例调整医生的手上动作,精确传递至机器臂及器械上。

由此可见,达·芬奇机器人具备"小空间、大作为、随心而动"的特点,不仅能够胜任传统开放甲状腺手术所需要的切除范围及要求,而且几乎可以做到踏"血"无痕,"颈"秀美丽。

(严佶祺)

—— 专家简介 ——

严佶祺

严佶祺,主任医师、副教授,硕士生导师,上海交通大学医学院附属瑞金医院普外科甲状腺血管外科病区主任。

中国医师协会外科医师分会机器人外科医师委员会委员;中国医师协会外科医师分会甲状腺外科医师委员会(CTA)中青年委员;中国研究型医院学会甲状腺疾病专业委员会甲状旁腺保护学组委员。

11. 甲状腺结节患者不能吃卷心菜、萝卜,而应吃芋头吗

随着体检的普及和检查设备技术的不断提高,身边患甲状腺结节的人越来越多。我们经常听说谁谁去体检查出了甲状腺结节,有好几个。谁谁说自己得了甲状腺结节,医生让海鲜少吃点,在网上看到十字花科类蔬菜会使结节增多、增大,不能吃的。谁谁体检查出来有甲状腺问题后一直吃芋头,据说效果特别好,吃了一阵子芋头后,再去医院复查 B 超,那个结节都没有了。

其实并没有直接导致甲状腺结节增大的食物,也没有可以使甲状腺结节消失的食物。有些食物能够影响甲状腺素合成或分泌过程中的某一环节,导致甲状腺代偿性肿大,从而使甲状腺结节增大。由于甲状腺素合成和分泌障碍,血中甲状腺素浓度随之降低,通过神经-体液调节途径,腺垂体分泌大量 TSH,促使甲状腺肿大,为甲状腺功能相对不足的一种表现。初期,扩张的滤泡集成数个大小不等的结节,均匀地分布在腺体的各部,形成弥漫性肿大。随着疾病的发展,扩张的滤泡形成数个大小不等的结节,逐渐形成我们所说的结节性甲状腺肿,有些结节因血液供应不良,可发生退行性变而引起囊肿形成、纤维化或钙化等改

变，如果结节合并囊内出血，也会一下子增大并伴有胀痛不适。同样芋头也没有那么神奇，中医学认为，芋头性平，味甘辛，具有补气益肾，和胃健脾，破血散结的作用，但是芋头在治疗甲状腺结节上并没有科学依据，也没有吃芋头治愈甲状腺结节的报道。

（殷志强）

—— 专家简介 ——

殷志强

殷志强，同济大学附属第十人民医院主任医师、教授。中国医师协会外科医师分会甲状腺专业委员会委员，上海市抗癌协会乳腺癌专业委员会委员，中国研究型医院学会甲状腺疾病专业委员会委员。

12. 为什么有肾结石居然是头颈部出了问题

王阿姨近期饱受肾结石的痛苦，曾做过一次肾脏结石手术的她这次再次出现腰部不适、血尿，还伴寒战、恶心、呕吐。到医院就诊，泌尿外科医生给王阿姨做了一系列检查，包括血钙、血磷、甲状旁腺素等上次未做的检查，检查结果显示：血钙浓度及甲状旁腺素均升高。医生给予对症治疗后，建议王阿姨到头颈外科进一步就诊。王阿姨不明白了，自己明明是肾脏出了问题，为什么医生却建议她至头颈外科就诊呢？

根据检查结果，王阿姨反复肾脏结石的始作俑者是头颈部的甲状旁腺。甲状旁腺位于头颈部正前方，属于内分泌器官，主要分泌甲状旁腺激素，是人体钙与磷调节中枢。既能从骨头动员钙，又能从小肠吸收钙，从而使钙浓度增高。如果甲状旁腺功能低下了，就会导致血钙浓度降低，出现手足抽搐；如果功能亢进，则引起骨质过度吸收，容易发生骨折。早期甲状旁腺功能亢进者常无明显症状，随着病程的进展，血钙水平持续升高，可影响多个器官，包括：骨质疏松、骨痛、骨纤维囊性病及棕色瘤、病理性骨折；反复肾结石；抑郁、焦虑等非特异性精神症状；失眠、乏力、高血压、厌食、恶心不适、长期便秘等症状。因其临床症状不典型、发病较为隐匿，该病极易发生漏诊、误诊。因此，出现上述症状的患者应警惕甲状旁腺功能紊乱的可能，及时到头颈外科询问专业医师意见。

（王家东）

乳｜腺｜外｜科

13. 乳腺囊性增生症会恶变吗

乳腺囊性增生是体内内分泌紊乱，雌孕激素代谢失衡引起的乳腺结构的异常，表现为乳管及腺泡周围的纤维组织增生，乳管上皮乳头样增生伴有乳管囊性扩张或周围囊肿形成。

乳腺囊性增生在大多数育龄女性中比较常见，表现为间断乳房胀痛和乳房"肿块"，同时随着月经周期的变化而变化，月经前加重月经来潮后症状明显减轻，"肿块"多为多发性，大小、质地均可不一，与周围组织不粘连，有时伴有浆液性或血性乳头溢液。大多数乳腺囊性增生都只是单纯性的增生，一般不会引起恶变。但是有一小部分表现为增生结节，质地较硬或伴有乳头血性溢液，且不随着月经周期而改变，则需要临床检查，如果 B 超、钼靶和磁共振等影像学检查提示恶性可能，建议活检确定病理性质。

单纯性的增生，且不伴有乳腺纤维瘤、导管内乳头状瘤等其他疾病，大多数情况下不会增加乳腺癌的风险，只需定期随访，症状严重可行中医中药对症治疗。而若是临床怀疑恶变者应及时行穿刺活检确诊。病理诊断为不典型增生或导管内乳头状瘤等情况需要引起重视，尽管此类病变只是一小部分，但癌变风险比正常人要高出 4～12 倍。需要定期检查，必要时手术活检或手术治疗。

（吴克瑾）

—— 专家简介 ——

吴克瑾

吴克瑾，复旦大学附属妇产科医院乳腺科主任、教授、博士生导师。

中国医师协会乳腺外科医师委员会常务委员、中华医学会内分泌学分会外科学组委员、美国临床肿瘤学会（ASCO）会员、上海市抗癌协会乳腺癌专业委员会委员、国家科技奖励评审专家。

14. 哪些人更容易患乳腺癌

乳腺癌是女性常见的恶性肿瘤,乳腺癌的病因尚不完全清楚,但从目前研究的现状看,乳腺癌是机体内外多种危险因素共同作用的结果。

(1) 年龄因素:在一般人群,乳腺癌发生的危险随年龄增大而增加。

(2) 家族史:20%乳腺癌患者其一级亲属患乳腺癌,49%乳腺癌患者其亲属中至少有1人患乳腺癌。

(3) 月经史:初潮年龄小是乳腺癌的重要危险因素。研究认为初潮年龄在12岁以前者比在13岁以后患乳腺癌危险性增加4倍以上。通常认为,初潮年龄推迟1年,患乳腺癌的危险性减少20%。

(4) 孕产史及哺乳史:初产年龄早对任何年龄组的妇女都有这种保护作用,初产年龄越早,危险性越小。哺乳时间长短是否直接影响乳腺癌的发生还是很不明确。

(5) 乳腺癌病史:已患有一侧乳腺癌的妇女对侧患乳腺癌的危险性增加3～4倍。

(6) 其他原发癌患病史:曾患卵巢癌和子宫内膜癌的患者,患乳腺癌的危险性比较高,患结肠癌、直肠癌后也有易继发乳腺癌的趋势。

(7) 生活方式相关的因素:高脂肪饮食,有研究发现西方妇女肥胖和高脂/低纤维饮食与雌激素水平升高有关,而雌激素升高与乳腺癌的发生有关,其机制是肥胖和高脂/低纤维饮食刺激胰岛素抵抗(insulin resistance),导致雌激素生物利用度增加;饮酒:研究表明,少量饮酒(偶尔饮酒)不影响乳腺癌的危险性,中度饮酒(每日少量)轻微增加危险性,但大量饮酒增加危险性。

(李亚芬)

— 专家简介 —

李亚芬

李亚芬,上海交通大学医学院附属瑞金医院乳腺疾病诊治中心副主任、乳腺外科主任医师。中国抗癌协会乳腺癌专业委员会委员,上海市抗癌协会乳腺癌专业委员会副主任委员。

擅长对乳腺良性疾病、乳腺恶性肿瘤的综合治疗。

15. 乳腺癌常见的临床表现有哪些

（1）乳房肿块：乳房肿块是乳腺癌最常见的临床表现，常表现为无痛性、进行性生长的，质地较硬，边界不清，活动度较差，外上象限较为常见。肿块位于乳腺腺体深面时，可表现为局限性的增厚腺体，触诊肿块边界不明确。

（2）乳头溢液：发生在乳腺大导管的乳腺癌或者导管内癌患者，可表现为单孔的、血性乳头溢液。乳头溢液患者伴发以下几个症状时，需警惕乳腺癌的可能：①年龄≥60岁；②单孔、血性自发溢液；③伴发乳房肿物。

（3）乳头乳晕改变：乳腺癌病灶位于乳头深面或直接侵犯乳头时，会导致乳头的回缩或牵拉至肿瘤侧；继续发展可表现为乳头凹陷或者回缩至乳晕下，并伴发周边皮肤的水肿或橘皮样改变。乳腺佩吉特病常表现为乳头乳晕区皮肤湿疹样改变，包括局部皮肤糜烂、破溃、结痂、脱屑，可伴灼痛或瘙痒感，抗湿疹治疗效果不佳。

（4）皮肤改变：最常见为"酒窝征"和"橘皮样变"，发展至晚期可形成"卫星结节"或皮肤破溃后形成"菜花样"改变，伴有不同程度的渗出和出血。炎性乳癌患者乳房皮肤颜色可有特殊的改变，表现为淡红到深紫色，伴有皮温的升高以及触痛。

（5）区域淋巴结肿大：乳腺癌易发生同侧腋窝淋巴结转移，表现为质硬肿大淋巴结，进一步发展可逐渐融合，并与皮肤和周围组织粘连、固定。

（陈小松）

16. 得了乳腺癌该怎么治

（1）手术治疗：随着"乳腺癌是一种全身性疾病"的提出，乳腺癌手术范围越来越小。乳腺癌改良根治术是目前常用的手术方式，但保乳手术逐年增加。

（2）化学药物治疗：化疗是传统的乳腺癌治疗方法，仍然在乳腺癌治疗中占重要地位。术后辅助化疗、术前新辅助化疗、晚期肿瘤化疗都能在一定程度提高乳腺癌生存率、减少复发、延长生命。

（3）放射治疗：放射治疗是通过放射线杀灭肿瘤细胞的治疗方法。适用于：保乳手术后；全乳切除术后肿瘤直径≥5厘米或侵及皮肤胸壁，腋淋巴结4枚及以上转移者，对于淋巴结转移1～3枚的目前也支持术后放疗；放疗对于骨转移等局部姑息治疗也有一定疗效。

（4）内分泌治疗：癌细胞中雌激素受体（ER）和/或孕激素受体（PgR）含量高者，称激素依赖性肿瘤，这些患者对内分泌治疗有效。内分泌治疗在激素受体阳性晚期复发乳腺癌的治疗中占有极其重要的地位。

（5）靶向治疗：靶向治疗主要针对一些特殊的影响肿瘤发生发展的基因或蛋白为靶点，通过阻断他们的作用，从而抑制肿瘤细胞的生长或使肿瘤细胞死亡。

（6）中医中药治疗：中医中药在乳腺癌术后调理、增强抵抗力、减少乳腺癌放化疗不良反应等方面有其特有的优势。

（7）其他：如心理治疗可增强患者战胜疾病的信心；康复治疗可增强患者的上肢功能，加快患者康复；家庭、社会对乳腺癌患者的关爱也对乳腺癌的预后有极其重要的影响。

（房　林）

—— 专家简介 ——

房　林

房林，主任医师、博士生导师，同济大学附属第十人民医院教授、甲状腺乳腺专科主任、普外科副主任。

上海市抗癌协会乳腺癌专业委员会常务委员，中国抗癌协会甲状腺癌专业委员会委员等。

17. 男性也会患乳腺疾病吗

男性也会患乳腺疾病，主要包括以下几种。

（1）男性乳腺癌：具体临床表现与女性相似，最常见为无痛性乳房肿块，好发于乳头乳晕区；由于乳腺组织较少，可早期出现乳头乳晕受累。男性乳腺癌通常高表达 ER 和 PR 激素受体。在治疗方面，男性乳腺癌以手术治疗为主；术后辅助治疗方案较多参考女性乳腺癌的适应证，但在内分泌治疗方面，男性乳腺癌患者以三苯氧胺药物为首选。在经过综合治疗后，相同分期的男性乳腺癌患者预后与女性无显著差异。

（2）男性乳房发育：多见于 60 岁左右男性，但目前青春期男性发病也不占少数，通常为双侧，也可单侧发生。临床体检和超声不可探及明确的肿块，体检可触及质地较韧、活动性好的增生腺体。对于临床可疑的肿块，亦可通过超声引导下穿刺活检取得病理诊断依据。

（3）其他：包括乳腺脓肿、乳腺转移性癌及来源于间叶组织的恶性肿瘤，临床上表现为乳房肿块，发病率极低，必要时可通过穿刺明确诊断。

（陈小松）

—— 专家简介 ——
陈小松

陈小松，上海交通大学医学院附属瑞金医院乳腺疾病诊治中心副研究员。2013—2014 年至美国斯坦福大学访问学习。作为主编或编者参与 9 本著作的编写；负责并参与国家或省部级课题近 20 项；近年来发表 SCI 文章 30 余篇。

18. 乳腺超声检查阴性，是否还需要做钼靶检查

对于乳腺疾病，除了临床医师的体格检查外，超声和钼靶 X 线检查已成为常规的检查手段，对早期乳腺癌的诊断有非常高的价值。随着高频彩超和三维超声的普及，超声检查在乳房肿块病灶的良恶性判断上具有较高的敏感性和特异性。因其无辐射，无创伤，可反复检查，无年龄限制的优点，在临床上广泛应用。但是，对于那些未形成明显肿块、以钙化为主要表现的乳房癌病灶，超声结果可能是阴性的。

钼靶 X 线检查能全面显示乳腺全貌，对乳腺肿块的形态特征、钙化、特别是微小钙化灶有很高的敏感性和特异性，能发现临床不能触及的病灶。有研究表明，在临床触诊阴性的乳腺癌患者中，有 30％～50％仅有微小钙化灶存在，这部分患者超声检查可能阴性，如不进行钼靶检查，很可能漏诊，延误治疗。随着乳腺疾病普查的开展，早期乳腺癌，原位癌的检出率大大提高。因此，2015 年出版的美国癌症协会 ACS 乳腺癌筛查指南推荐，40～44 岁有条件者每年筛查，45 岁开始接受规律的 X 线筛查，每年一次，＞55 岁者每两年或每年一次 X 线筛查。

总之，超声和钼靶 X 线检查各有利弊，相互补充，无法相互替代。两者结合是目前国际上广泛采用的检查方法。建议两者相互结合，才能提高检出率，减少漏诊率，给患者带来获益。

（顾懿帆）

—— 专家简介 ——

顾懿帆

顾懿帆，上海交通大学医学院附属同仁医院普外科副主任医师。

上海市医学会普外科专科分会乳腺外科学组委员，上海市抗癌协会乳腺癌专业委员会青年委员。

从事普外科和乳腺肿瘤外科一线临床工作近 20 年，对各类乳腺疾病包括乳腺良恶性肿瘤的诊断、治疗有丰富的经验。

19. 怀疑得了乳腺癌，需要做什么检查

（1）乳腺 X 线摄片（俗称钼靶）：主要用于乳腺癌的筛查和早期诊断，是乳腺疾病最基本和首选的检查方法，尤其在检查以钙化灶为主要表现的乳腺疾病方面，具有明显优势。

（2）乳腺超声检查：乳腺超声检查适用于任何人群的乳腺检查，尤其是不能行钼靶及 MRI 检查的患者，如心脏起搏器植入者、妊娠期患者等。

（3）乳腺磁共振成像（MRI）检查：乳腺 MRI 检查对致密型乳腺内病灶的观察、乳腺癌的保乳术后局部复发的观察、乳房假体后方乳腺组织内病灶的观察以及对多中心、多灶性病变的检出、对胸壁侵犯的显示要优于其他方法，这对乳腺癌的诊断有非常重要的价值。

（4）纤维乳管镜：乳腺纤维乳管内镜由光源、影像监视器、管道纤维镜组成，通过将管道纤维镜插入导管内，可以直接观察乳腺导管内部有无肿瘤、炎症、扩张等改变。对于那些具有自发性血性、浆液性乳头溢液患者，乳管镜检查是非常适合的。

（陈伟国）

—— 专家简介 ——

陈伟国

陈伟国，上海交通大学医学院附属瑞金医院乳腺疾病诊治中心，主任医师。

上海市肿瘤学科和跨学科诊治专业委员会会员，上海市抗癌协会乳腺专业委员会委员。擅长乳腺癌的早期诊断、乳腺癌的规范化手术，以及乳腺癌的全身辅助综合诊治。

20. 吃豆制品与乳腺癌是否有关

豆制品与乳腺癌的确有一定相关性，且研究提示长期适量食用豆制品可能降低乳腺癌发病率及乳腺癌患者的复发和死亡风险。

生活中总有流言称常吃豆制品会诱发乳腺癌，因为豆制品中含雌激素。事实是豆制品中含的是以大豆异黄酮为首的植物雌激素，与人体雌激素分子结构和分子量相似，作用却不同——它既可以补充人体雌激素的作用，又可以与雌激素受体相结合，阻止人体雌激素过量作用，起到双向调节、维持激素平衡的作用。

流行病学研究表明，高大豆消耗国如中国和日本等亚洲国家的乳腺癌发病率要远低于低大豆消耗的欧美国家。来自日本、新加坡等国家的关于膳食结构与乳腺癌相关性的研究亦表明，豆制品的摄入可以降低妇女的乳腺癌发病风险。此外，还有前瞻性试验的荟萃分析提示适量食用豆制品可以降低乳腺癌患者的复发风险和死亡风险。

除了植物雌激素，豆制品中还含有皂苷、蛋白酶抑制剂、$n-3$ 脂肪酸、鞘脂类物质和膳食纤维等生物活性物质，不仅具有抗癌作用，且有助于预防高血压、糖尿病及心脑血管等疾病。

（朱　丽）

—— 专家简介 ——

朱　丽

朱丽，上海交通大学附属瑞金医院乳腺外科副主任医师，硕士生导师。

擅长在乳腺肿瘤规范化综合治疗的基础上，为患者提供最大程度的精准化个体化治疗。

21. 口服避孕药会增加患乳腺癌的风险吗

避孕药一般分为短效避孕药、长效避孕药和紧急避孕药。短效避孕药与长效口服避孕药都是由雌激素和孕激素配制而成的复方避孕药，但后者的孕激素和雌激素剂量远高于前者。紧急避孕药的有效成分为孕激素。

瑞典等相关研究提示口服复方避孕药的人群停药 15 年后，乳腺癌的发病风险仍较未使用者轻度升高，而正在使用或近期使用过复方避孕药者的乳腺癌发病风险则较未使用者高 24%～30%。荟萃分析表明,单孕激素避孕药与乳腺癌发病无关。

　　然而以上结论尚缺少大样本随机对照试验的支持,以至于各界人士对复方口服避孕药是否增加乳腺癌风险结论并不一致。但可以确定的是绝大部分乳腺癌为激素敏感性肿瘤,雌激素的异常作用是罹患乳腺癌的重要危险因素,尽管避孕药中雌孕激素含量较低,我们仍应慎重对待。

　　建议女性朋友多与医生沟通,综合考虑各种避孕措施的有效率及不良反应,尽可能采取长期、安全、可靠的避孕方法。

（朱　丽）

22.　乳腺癌的发病情况如何

　　乳腺癌的发病率因环境、地区和经济情况的差异而有所不同。总体而言,经济高度发达的北美和北欧属于高发地区,而相对落后的非洲和部分亚洲国家发病率较低。全世界每年的新发病例约 140 万,死亡为 50 万。近年来,中国乳腺癌的发病率也在不断增长,特别是大城市和沿海发达地区。根据国家癌症中心的最新统计显示,全国新发乳腺癌病例数达 27.24 万,每年死亡超过 7 万,居于女性恶性肿瘤首位。根据美国癌症学会公布的数字,美国每年乳腺癌发病率为 116/10 万,即大约每 9 名女性中就有一例乳腺癌患者。2008 年我国 32 个城市和地区的乳腺癌的发病情况的普查统计,2003—2007 年,在 32 个肿瘤登记点中,乳腺癌合计发病率为 46.64/10 万,其中发病率最高的是上海市（68.58/10 万）、大连市（59.43/10 万）和北京市（57.60/10 万）。城市地区女性乳腺癌的合计发病率为 49.17/10 万,农村地区女性为 16.16/10 万。城市地区乳腺癌发病率是农村地区的 3.04 倍。中国人口基数大,即使发病率低于欧美发达国家,但是总人数相当可观。截至 2008 年,中国全年乳腺癌检出人数占整个欧洲的一半,与美国基本相当。但是由于中国的中小城市以及农村地区对乳腺癌的知识普及不够,筛查率较低,以致延误诊断及治疗,中晚期患者较多。

　　从发病年龄来讲,40～55 岁是乳腺癌的高发年龄。其中欧美白人女性的乳腺癌高发年龄是绝经后,而黄种人的高发年龄是绝经前。

（韩　晶）

── 专家简介 ──
韩　晶

韩晶，同济大学附属东方医院乳腺病科主任，主任医师，副教授，硕士生导师。上海市抗癌协会乳腺癌专业委员会委员，中国抗癌协会会员。

擅长乳腺癌的诊治和乳房整形。

23. 乳腺纤维瘤是什么病，该怎么治

乳腺纤维腺瘤是由腺上皮和纤维组织两种成分混合组成的良性肿瘤，与患者体内性激素水平失衡有关。雌激素是本病的刺激因子，所以纤维腺瘤发生于卵巢功能期，高发年龄是 20～25 岁，其次为 15～20 岁和 25～30 岁。乳腺纤维腺瘤恶变的可能性极少，不到 1%。

患者常在无意中、洗澡时，或体检中发现乳内有无痛性肿块，很少伴有乳房疼痛或乳头溢液。多为单发，亦可为多发，也可在双侧乳腺内同时发生，以乳腺外上象限较为多见。肿瘤一般生长缓慢，但妊娠期及哺乳期生长较快。肿瘤直径常为 1～3 厘米，亦有更小或更大者，偶可见巨大者。常呈圆形或椭圆形，质地韧实，边缘清楚，表面光滑，富有弹性，无压痛，移动良好，触诊有滑动感，与皮肤无粘连，月经周期对肿块的大小并无影响。

乳腺纤维腺瘤治疗有以下两个方面。

（1）密切观察、定期随诊：乳腺纤维腺瘤是常见的良性肿瘤，极少恶变。发展缓慢，没有症状，不影响生活和工作，可以密切观察定期随诊。

（2）外科传统手术切除：①乳房自查或去医院检查时发现纤维腺瘤有增大倾向，或彩超原显示肿块内无血流信号现可见大量血流信号，可手术切除。②乳腺纤维瘤患者，准备怀孕之前，可进行纤维腺瘤切除术。③青少年巨大纤维腺瘤（幼年性纤维腺瘤），因肿瘤生长快，体积大，对正常乳腺组织产生挤压，应考虑手术切除。

（李蔚萍）

── 专家简介 ──
李蔚萍

李蔚萍，复旦大学附属华东医院普外科主任医师。

上海市抗癌协会乳腺癌专业委员会委员，上海市中西医结合学会乳腺病专业委员会委员。

24. 急性乳腺炎如何治疗

急性乳腺炎的诊断还是比较容易的，哺乳期妇女出现乳房局部红肿痛热，发热，血白细胞计数和中性粒细胞升高，就可以诊断急性乳腺炎。

（1）早期仅有乳汁淤积的产妇全身症状轻，可继续哺乳，采取积极措施促使乳汁排出通畅，减轻淤积。用绷带或乳托将乳房托起，乳汁淤积期患者可继续哺乳，局部用冰敷，以减少乳汁分泌。

（2）如果乳房局部肿胀明显或有炎症肿块形成者，全身有 38 ℃以上的发热，就需要根据病情给予抗生素口服或静脉点滴。抗生素选用针对金黄色葡萄球菌的敏感抗生素（如青霉素，头孢一代抗生素）。乳房炎症局部热敷 20～30 分钟，每天 3 次，严重者可用 25％硫酸镁湿敷或用中药金黄散软膏外敷。同时暂停哺乳。

（3）如果乳腺脓肿已形成，局部有波动感，应及时切开引流，切口一般以乳头、乳晕为中心呈放射形，乳晕下浅脓肿可沿乳晕做弧形切口，脓肿位于乳房后，应在乳房下部皮肤皱襞 1～2 厘米做弧形切口。通过每天换药使伤口愈合。

（4）急性乳腺炎的预防：保持乳头清洁，经常用温肥皂水洗净，如有乳头内陷者更应注意清洁，不要用乙醇擦洗。养成良好的习惯定时哺乳，每次将乳汁吸尽，如吸不尽时要挤出或不让婴儿含乳头睡觉。如有乳头破损要停止哺乳，用吸乳器吸出乳汁，待伤口愈合后再行哺乳。

（何　奇）

—— 专家简介 ——

何　奇

何奇，上海交通大学医学院附属国际和平妇幼保健院乳腺科主任，副主任医师。

胃｜肠｜外｜科

25. 腹腔镜手术治疗胃癌能将肿瘤切除干净吗

　　胃癌治疗的首选方法就是根治性的手术切除。手术范围除了切除肿瘤和/或者全部的胃之外，尚需要做相应范围的淋巴结清扫。腹腔镜技术作为一项完全成熟的微创技术，应用于胃癌根治手术，其操作步骤、手术方法、手术达到的根治范围，都和开腹手术是一样的，也就是说可以将胃癌标准根治手术所要求的清扫范围内的淋巴结都做到彻底清扫。所以其胃癌根治疗效，特别是对早期胃癌根治疗效已经非常明确和肯定，也就是通常所说的肿瘤切除能够和开腹手术一样达到"切干净"的目的，并且与开腹手术相比具有创伤小，出血少，恢复快的巨大优势。由于创伤小，疼痛轻，患者手术后能够很快恢复活动，甚至早期就可下床活动。所以对于老年人特别有意义，可以避免肺部感染、深静脉血栓等很多老年人手术后常见的危险并发症。

（孙益红）

专家简介

孙益红

　　孙益红，教授、主任医师、博士研究生导师，复旦大学附属中山医院普外科主任。

　　中华医学会外科学分会胃肠外科学组委员，上海市医学会普外科专科分会副主任委员、腹腔镜与内镜专业学组副组长，上海市抗癌协会胃肠肿瘤专业委员会委员。

26. 胃肠道间质瘤是癌吗

　　胃肠道间质瘤是一类起源于胃肠道间叶组织的肿瘤，占消化道间叶肿瘤的大部分。大部分间质瘤发生于胃（50%～70%）和小肠（20%～30%）。胃肠道出血是最常见症状。手术治疗仍是目前可以根治间质瘤的最重要手段。由于间质瘤本身固有的肿瘤特性与癌症有所不同,淋巴结的转移比较少见,浸润性的生长少见,因此手术大多只需完整切除肿瘤即可,而一般不需行淋巴清扫。腹腔镜胃肠间质瘤手术往往可以避免开腹手术的巨大切口,而轻松达到完整切除肿瘤的目的。因此,胃肠道间质瘤已成为目前腹腔镜手术的一个非常常见的适应证。

（柯重伟）

—— 专家简介 ——

柯重伟

柯重伟,教授、主任医师、博士研究生导师,上海市第五人民医院普外科主任。

中华医学会外科学分会腹腔镜与内镜外科学组委员,上海市医学会普外科专科分会青年委员,内镜与微创专业技术全国考评委员会委员,中国医师协会内镜医师分会内镜与微创专业委员会理事。

27. 胃癌腹腔镜手术安全吗

近年来胃癌发病率不断攀升,业已成为我国最常见的消化道恶性肿瘤。由于传统的开腹手术创伤大,患者术后恢复时间较长、并发症较多,因此腹腔镜胃癌根治术便成为胃肠外科医师不断追求的方向。

自 1994 年首例腹腔镜胃癌根治术开展以来,全球对于这一微创手术方式便开始不断探索以精益求精。经过 20 余年的发展,腹腔镜胃癌手术的种类日益多样,几乎覆盖了所有的传统术式,其近、远期疗效更是得到各国医学专家的认可。早在 2004 年,日本胃癌学会在发布的《胃癌治疗指南》中便明确将腹腔镜手术作为早期胃癌的标准治疗术式之一。

在我国由于早期普查率低,临床所遇到的胃癌多已进展为中晚期,对于进展期胃癌的腹腔镜手术疗效仍存在争议。然而我国及欧美的学者已有统计显示,对于进展期胃癌,腹腔镜手术与传统开腹手术的肿瘤根治彻底性是一致的,而且腹腔镜手术术中出血量少,术后胃肠道功能恢复早,住院时间缩短,并发症的发生率也明显偏低,这为腹腔镜胃癌手术的治疗效果予以有力证明。

时至今日,腹腔镜胃癌手术作为一项极具光明前景的治疗方式正不断进步,随着外科医师技术的日益精准及腔镜器械的不断改良,腹腔镜胃癌手术将会逐渐成为胃癌根治的普遍术式,得到更广泛的应用。

（蔡元坤）

—— 专家简介 ——

蔡元坤

蔡元坤，教授、主任医师、硕士生导师，上海市第五人民医院外科教研室主任、普外科行政副主任。

上海市医学会普外科专科分会委员、结直肠肛门外科及胃肠外科学组委员，中国抗癌协会胃肠肿瘤专业委员会委员，复旦大学大肠癌诊治中心专家组成员。

28. 胃癌必须手术吗

胃癌是起源于胃黏膜上皮的恶性肿瘤，在我国，每年新发胃癌病例约 40 万例，死亡约 35 万例，新发和死亡均占全世界胃癌病例的 40%，所以我国是个不折不扣的胃癌大国，如何对胃癌进行更积极有效防治是一个亟待解决的重大公共卫生问题。

胃癌的传统治疗手段是手术切除，但现在随着科学技术的进步，特别是内镜诊治水平的进步，实施内镜下的胃癌切除手术已完全可行。在内镜下检查和治疗可以一并完成，且体表无切口，因而这种治疗方式对于患者具有很大的吸引力。内镜下黏膜切除术（EMR）和内镜下黏膜剥离术（ESD）是治疗早期胃癌的两种最主要术式，其通过在内镜下将胃黏膜、黏膜下层病灶的切除达到治疗胃癌的目的。但需要注意的是内镜下胃癌的治疗有严格的指征，对于病灶局限于黏膜层及黏膜下层的早期胃癌，内镜下治疗是有效的，术后 5 年生存率目前可达 90%。但对于已明确存在淋巴结转移的早期胃癌、癌肿侵犯已超过固有肌层的各种进展期胃癌或存在凝血功能障碍的胃癌患者则不适合进行内镜下治疗。此外，虽然内镜治疗早期胃癌具有创伤小、安全性高、恢复快的优势，但其术后必须加强随访，以避免因治疗不彻底而出现肿瘤继续进展。

（顾　岩）

—— 专家简介 ——

顾　岩

顾岩，上海市第九人民医院普外科教授、主任医师、博士研究生导师。

中华医学会外科学分会疝与腹壁外科学组委员，上海市医学会普外科专科分会胃肠外科学组委员，上海市抗癌协会胃肠道肿瘤专业委员会委员。

29. 如何远离胃癌

病因学和流行病学的研究告诉我们,胃癌的三大常见病因包括感染因素、遗传因素和生活环境因素,也就是说我们要远离胃癌可以从这三方面入手。

幽门螺杆菌感染是散发性远端胃癌最重要的致病原因。多项研究显示,幽门螺杆菌阳性人群的胃癌发生风险明显高于幽门螺杆菌阴性人群。目前认为,根除幽门螺杆菌能明显降低胃癌的发生风险。但根除时间点的选择非常重要,在黏膜萎缩和肠化生发生之前进行干预可以明显降低胃癌风险,反之则可能收效甚微。另外,EB 病毒也可能参与胃肿瘤的发生和发展过程。在约 10％的胃癌和 35％的残胃癌组织中发现 EB 病毒。有研究显示,EB 病毒与近贲门端胃癌的发生关系更为密切。

约 10％的胃癌患者呈现出一定程度的家族聚集性,而真正由遗传原因引起的只占到所有胃癌病例的 1％～3％。在胃癌发生率较低的国家和地区,家族聚集性胃癌多由可遗传的致病性基因突变导致。这其中包括了三种主要综合征:遗传性弥漫性胃癌、胃腺癌与胃近端息肉病、家族性肠型胃癌。

生活环境因素在胃癌发生中也发挥重要作用:蔬菜水果摄入过少,盐、亚硝酸盐和腌制食品摄入过多以及吸烟被认为和胃癌的风险增加有关。而肥胖和胃食管反流性疾病则增加了近端胃癌的发生风险。

因此,想要远离胃癌我们可以从生活中的细节开始做起,例如到医院通过呼气试验检查幽门螺杆菌感染情况、多吃新鲜蔬果、少吃腌制食品、戒烟等。

（陆　琪）

—— 专家简介 ——

陆　琪

陆琪,复旦大学附属华东医院普外科主任医师、胃肠外科主任。

上海市医学会普外科专科分会胃肠外科学组委员,上海市普通外科临床质量控制中心督查专家。

30. 如何早期发现胃癌

胃癌的发病率随年龄增长而升高,40 岁以下人群发病率较低。我国 40 岁以上人群胃癌发生率显著上升,因此建议以 40 岁为胃癌筛查的起始年龄。

根据我国国情和胃癌流行病学,以下符合第 1 项和第 2～6 项中任一项者均应列为胃癌高危人群,建议作为筛查对象:①年龄 40 岁以上,男女不限;②胃癌高发地区人群;③幽门螺杆菌(Hp)感染者;④既往患有慢性萎缩性胃炎、胃溃疡、胃息肉、手术后残胃、肥厚性胃炎、恶性贫血等胃癌前疾病;⑤胃癌患者的一级亲属;⑥存在胃癌其他高危因素(高盐、腌制饮食、吸烟、重度饮酒等)。

筛查方法:根据血清胃蛋白酶原(PG)检测和 Hp 抗体检测结果可以有效对患者的胃癌患病风险进行分层,并决定进一步的检查策略。根据胃癌风险分级,A 级,PG(－)Hp(－)患者可不行内镜检查,B 级,PG(－)Hp(＋)患者至少每 3 年行 1 次内镜检查;C 级,PG(＋)Hp(＋)患者至少每 2 年行 1 次内镜检查;D 级,PG(＋)Hp(－)患者应每年行 1 次内镜检查。同时每 5 年重新检测 PG 和 Hp。

内镜及内镜下活组织检查是目前诊断胃癌的金标准,尤其是对平坦型和非溃疡性胃癌的检出率高于 X 线钡餐等方法。然而内镜检查依赖设备和内镜医师资源,并且内镜检查费用相对较高、具有一定痛苦,患者接受程度较差,即使对于日本等发达国家而言,也尚未采用内镜进行大规模胃癌筛查。因此,采用非侵入性诊断方法筛选出胃癌高风险人群,继而进行有目的的内镜精查是较为可行的诊断策略。

(燕　敏)

— **专家简介** —

燕　敏

燕敏,主任医师、硕士生导师,上海交通大学医学院附属瑞金医院胃肠外科三病区主任。

中国抗癌协会胃癌专业委员会常务委员,中国医师协会外科医师分会上消化道委员会常务委员,上海市抗癌协会胃肠肿瘤专业委员会委员,中国研究型医院学会消化道肿瘤专业委员会常务委员,中国研究型医院学会机器人与腹腔镜外科专业委员会常务委员。

31. 什么是胃肠道肿瘤的微创治疗

随着医学技术的发展,胃肠道肿瘤的微创手术治疗已趋于成熟且标准化。

胃肠道肿瘤的微创手术治疗一般包括有内镜下手术、腹腔镜辅助手术以及机器人辅助手术，而其中以腹腔镜手术最为常用且成熟。腹腔镜胃肠肿瘤手术，也就是人们常说的"钥匙孔""打洞"的微创手术，即向腹腔打气使腹部隆起，然后在腹壁打几个小孔建立操作通道，利用精细的手术器械代替人手，进入腹腔进行与开腹手术一样的根治性淋巴清扫。

腹腔镜手术与传统的开腹手术没有本质的区别，只是两者进入腹腔的方式不一样，同样遵循肿瘤治疗原则，肿瘤的切除范围和淋巴结清扫是一样的，且腹腔镜显像系统具有 3～5 倍的放大效应，使得解剖更精准，淋巴结显露更清楚而对于精细操作有一定的优势。然而，也不是所有患者都适合于微创手术的，一般来说，患者一般状况良好，经检查肿瘤病灶局限且直径小于 8 厘米以下、周围脏器无侵犯、血管根部无肿大融合淋巴结、无肿瘤梗阻，并能耐受气腹等情况下才有可能进行微创手术。微创手术后同样需要等胃肠蠕动恢复排气后，方可进食流质，逐步过渡到半流质、普食，只是可能恢复时间会短一些，手术切口较小、疼痛轻、恢复较快，可早期下地活动，无并发症的患者，一般肠癌术后 5～7 天、胃癌 7～9 天即可出院。

最后，与传统治疗一样，微创手术后也需要规律的随访。术后 2 年内，需 3～6 个月到医院体格检查，化验"癌指标"，拍胸片、CT 等，然后 6 个月 1 次，共 5 年，5 年后可每年 1 次。此外，术后 1 年内需复查胃镜/肠镜：如有异常，需 1 年内再复查；若无异常，则 3 年内复查，然后 5 年 1 次。

（龚航军）

—— 专家简介 ——

龚航军

龚航军，上海中医药大学附属曙光医院胃肠外科主任医师，硕士生导师。

上海市医学会普外科专科分会胃肠外科学组委员，上海市抗癌协会大肠癌专业委员会和肿瘤微创治疗专业委员会腹腔镜外科学组委员，上海市中西医结合学会外科专业委员会以及腔镜和内镜学组委员，上海市普通外科临床质量控制中心督查专家。

32. 胃癌会遗传吗

一般地说，胃癌的发病是散发性的，同时具有一定的家族聚集倾向，但是家族性胃癌却有可能是遗传的,例如遗传性弥漫型胃癌和遗传性肠型胃癌就是遗传性的。

国际遗传性胃癌协作组在 1999 年制定了标准,认为遗传性胃癌需要符合以下条件:①至少有 3 例确诊的胃癌患者,其中 1 例必须是另外 2 例的第一代亲属;②至少累及连续的两代人;③至少 1 例胃癌患者发病年龄小于 45 岁。目前已证实部分基因对胃癌的发生影响很大,比如 *CDH1*,约 40％的遗传性弥漫性胃癌的家庭发生 *CDH1* 种系变化。*CDH1* 胚系突变也被记录在一些早期的发病无家族史的弥漫型胃癌患者中。而且,携带这个基因的胃癌患者发病年龄往往有年轻化倾向。

遗传基因最终导致胃癌的原因可能是这些易感者更容易对各种致癌因素发生反应。后天的饮食生活习惯、生存环境、职业暴露等都与癌症的发病有关,而且后天的因素起了主要的作用,即使有癌症遗传倾向的人,也需要外界环境的不断作用,才能形成肿瘤。2017 年 3 月,美国约翰·霍普金斯大学的数学家 Cristian Tomasetti 和遗传学家 Bert Vogelstein 在《科学》杂志上发文,影响胃癌发病最大的是环境因素(55.3％),超过 DNA 随机复制错误(43.2％)和遗传因素(1.5％)。

因此,采用合理的生活方式和适宜的饮食习惯,平时注意不要主动和被动吸烟,避免食用霉变、腌制、熏烤等食物,多吃水果蔬菜,避免职业性致癌因素(如石棉、铬、镍、砷)的影响,即使证实胃癌也可以遗传,也能大大降低胃癌的发生率。

(赵恩昊)

—— 专家简介 ——

赵恩昊

赵恩昊,副主任医师,意大利维罗纳大学访问学者。上海交通大学医学院附属仁济医院胃肠外科教学干事,全国高校教师资格评审专家。

33. 胃癌患者术后饮食需要注意什么

胃癌手术以后由于吻合口尚未完全愈合,胃肠道功能尚未完全恢复,并且胃肠道的结构发生了变化,饮食方面因遵循"循序渐进、少食多餐、注重营养"的原则。

胃癌手术后患者通常需要留置鼻胃管 3～5 天,其主要作用是引流胃液以减少吻合口的张力,此时不能给予患者饮食。拔除鼻胃管后,可以少量饮水,然后听从医嘱,由流质饮食渐渐过渡到半流质饮食。流质饮食包括米汤、芝麻糊、枣泥糊、鱼汤、肉汤、果汁等,半流质饮食包括肉松粥、烂糊面、馄饨、肉末、菜泥、豆腐等。饮食每顿少量,一日多餐(5～8 餐),细嚼慢咽。住院期间应避免吃容易胀气的食物,如牛奶、豆浆、含气体的饮料等。

出院后,如无特殊情况可在 1 个月内将半流质饮食渐渐过渡到正常饮食。期间需要注意的是,不可暴饮暴食、狼吞虎咽,不可食用质地过硬的大块食物,要少食多餐。充足的营养对术后康复和提升免疫力有重要的作用,因此要在平衡膳食的基础上多食用如蛋类、乳类、瘦肉类、新鲜蔬菜水果等。避免吃刺激性强和不易消化的食物,如辣椒、酒和含粗纤维多的芹菜、韭菜等。烹调方法也应注意,不要采用炸、煎等方法,要采用蒸、煮、炖、红烧等烹调方法。在出院后一个月,饮食总量基本达到正常人的 70%,保证充足的能量和营养。

(沈振斌)

—— 专家简介 ——

沈振斌

沈振斌,副主任医师,复旦大学附属中山医院普外科胃肠外科副主任。

上海市医学会普外科专科分会胃肠外科学组委员,2012 年于日本国立癌症中心医院及大阪大学医学部附属病院学习胃癌手术及综合治疗。

擅长胃肠肿瘤手术及围手术期综合治疗。

34. 胃癌患者需要化放疗吗

对于胃癌的治疗,化疗在其中扮演着重要的角色。化疗又分为术后化疗与术前化疗,术前化疗又称新辅助化疗,其主要目的是使肿瘤缩小,提高手术切除率,改善治疗效果;术前化疗一般为 3 个疗程,停止化疗后一个月左右手术。而术后化疗的主要作用是消灭手术后残余在患者体内的游离肿瘤细胞,防止肿瘤的复发。

所以说除了部分早期的病例,以及没有胃周淋巴结转移而不需要化疗,大部分患者在手术后都是需要化疗的。化疗常用的药物为氟尿嘧啶类和铂类,除此之外,还有紫杉醇、表柔比星等。胃癌的化疗方案是根据肿瘤的病理分期、患者的身体条件等因素综合分析来制定的,在化疗过程中,还需要根据患者的耐受情况、疾病进展情况进行调整。所以，在治疗过程中会出现"同病不同药"的情况。

对于胃癌的放疗，与化疗杀伤全身残存的肿瘤细胞不同，放疗主要是消灭局部残存的肿瘤细胞。在我们胃癌手术技术较为成熟，对于行标准胃癌根治加淋巴结清扫术的患者，放疗是不必要的。然而，有少部分患者可能由于种种原因，在手术过程中不能达到根治性切除，或者部分患者没有行手术治疗的条件，又或者部分患者在术后一段时间出现了吻合口或者局部淋巴结复发又没有手术条件，那么对于这部分患者，放疗就是必要并且重要的治疗方法。

胃癌的治疗是多学科综合考量的结果，需要各科医生对于患者进行相应的评估而给予适合患者的治疗方法。

（王志刚）

—— 专家简介 ——

王志刚

王志刚，主任医师、博士生导师，上海交通大学附属第六人民医院普外科胃肠专业组组长。

中国医师协会外科医师分会大肠癌专业委员会青委，中国抗癌协会大肠癌专业委员会青年委员，上海市医学会普外科专科分会青年委员、胃肠外科学组委员，上海交通大学结直肠疾病诊治中心委员。

35. 胃上皮内瘤变是不是癌

很多老百姓反映，胃镜检查报告碰到"高/低级别上皮内瘤变""轻/中/重度异型增生"等字眼，觉得有点摸不着头脑。百度一下往往大惊失色，常常都是和胃癌联系在一起。那么胃上皮内瘤变到底是不是胃癌？它和胃癌又有什么区别和联系呢？

首先，我们要从胃黏膜癌变的过程说起。胃癌的发生需要经历一个多步骤、渐进的过程，包括慢性萎缩性胃炎、肠化生、异型增生、胃癌。其中，胃黏膜异型增生亦称上皮内瘤变，是指胃黏膜上皮肿瘤性增殖未向黏膜固有层浸润前的病变，组织学表现为细胞和结构异型性，是重要的胃黏膜癌前病变，代表肿瘤性生长的起始阶段。异型增生可看作上皮内瘤变的同义词，但前者侧重于形态学改变，而后者更强调肿瘤演进的过程。异型增生通常分为轻、中、重3级；而上皮内瘤变分为2级，即低级别和高级别。低级别上皮内瘤变是指上皮结构和细胞学异常局限于上皮的上半部,相当于胃黏膜轻度和中度异型增生,经治疗可部分消退。高级别上皮内瘤变则是指上皮结构和细胞学异常扩展至上皮的下半部乃至全层,相当于重度异型增生和原位癌,即胃黏膜细胞和组织结构明显异常,形态学上接近癌组织,往往需要手术治疗。

因此我们说,胃上皮内瘤变是癌变进程中的一个阶段,既区别于浸润性的癌,又与癌密切联系,是需要进行积极治疗、干预的。

(蔡清萍)

—— 专家简介 ——

蔡清萍

蔡清萍,主任医师,上海长征医院胃肠外科主任兼学科带头人。

全军普外科专业委员会常务委员、精准医疗学组组长及胃肠与微创学组副组长,中国研究型医院学会普外科专业委员会常务委员,中国医师协会外科医师分会上消化道外科委员会委员,上海市医师协会普外科医师分会委员。

36. 胃炎离胃癌有多远

癌症发病的其中一个原因是反复炎症刺激导致的组织基因突变,长期的胃炎是有可能导致胃癌的。胃炎是胃黏膜的炎症,也就是通常咱们说的"胃病"。和胃癌相关的胃炎是慢性胃炎,也就是慢性的胃黏膜炎症,长期慢性炎症刺激可能会导致胃癌发生。

慢性胃炎可分为非萎缩性胃炎和萎缩性胃炎,非萎缩性胃炎长期得不到控制就慢慢发展为萎缩性胃炎,而萎缩性胃炎属于一种常见的"癌前疾病",它演变为胃癌的危险性明显增加。慢性胃炎发病多与胃幽门螺杆菌感染有关,也有少部分是由自身免疫性等其他原因导致。长期感染(5~25 年)后,部分患者出现胃黏膜萎缩和肠上皮化生,而这些病变可进一步发生癌变,癌变率与其病史长短和严重程度有关。因此,确实有一部分患者可能由胃炎逐渐发展到胃癌。但是也不必过于担心,因为慢性胃炎在人群中的发病率大概是 50%,而一万个人中大约只有 2 个人会得胃癌。可见,只有极少数的萎缩性胃炎有可能演变成胃癌。

当然,对于少数重度萎缩性胃炎有中度以上不典型增生和肠上皮化生(很容易癌变的病理情况),这些患者就要特别注意,积极治疗。为了监视病变的动态变化,要定期复查胃镜。复查的时间,一般萎缩性胃炎 3 年 1 次;伴肠上皮化生或轻度不典型增生者 1 年 1 次；伴中度不典型增生者 3 个月左右 1 次。对于重度不典型增生的，可按早期癌处理，予以手术切除。

（刘颖斌）

37．幽门螺杆菌感染需要治疗吗

胃幽门螺杆菌的感染已经被证实与许多疾病明确相关，如十二指肠溃疡、胃溃疡、胃腺癌、胃黏膜相关淋巴组织淋巴瘤等，而幽门螺杆菌相关性胃炎更是引起消化道溃疡以及胃癌的重要危险因素。

现有的共识认为，对于幽门螺杆菌阳性的患者都必须接受根除治疗。其原因在于，幽门螺杆菌胃炎是一种明确的感染性疾病，而一旦发生了幽门螺杆菌的感染就难以自发清除，不进行根除治疗多造成终身感染。而幽门螺杆菌的感染都能引起慢性活动性胃炎，不根除幽门螺杆菌，慢性活动性胃炎也就终身存在。在幽门螺杆菌胃炎的基础上，虽然近 70％ 的患者不会发生任何症状，也不会发展为胃癌，但是仍有 15％～20％ 的患者会发生消化道溃疡，也有近 1％ 的患者会发展为胃癌。不根除幽门螺杆菌就存在发生幽门螺杆菌相关疾病的风险。另外，幽门螺杆菌感染患者是重要的传染源，根除幽门螺杆菌可以减少传染，避免传染他人。

然而，是否所有人都要去检测幽门螺杆菌呢？我国的共识认为，治疗所有幽门螺杆菌阳性患者，如无意治疗就不要检测。所以说，如果已经证实存在幽门螺杆菌感染，那么就应该进行积极地根治。

（曹　晖）

38．有没有能预防胃癌的抗癌食品

胃癌是一种全球性的重要健康问题，其发病率位居恶性肿瘤前列。研究人员发现通过注意日常饮食细节可以降低罹患胃癌的概率。

研究发现，摄入新鲜的蔬菜水果可以降低胃癌的发生率。新鲜蔬果中含有丰富的维生素 C、纤维素和多种活性物质，可以对预防肿瘤起到一定的作用。其中，大蒜是最具代表性的抗癌食品之一。大蒜中的蒜氨酸、大蒜辣素、烯丙基硫化物、硒代半胱氨酸等物质均具有抗肿瘤的作用。另一位抗癌明星是香菇，含有丰富的香菇多糖。研究人员发现香菇多糖可以通过增强体内免疫系统的功能从而发挥抗肿瘤的作用。因此,我们推荐在日常生活中适量摄入大蒜、香菇以及新鲜的蔬菜水果。

　　然而,有些不良的饮食习惯则会增加胃癌发生的概率。研究发现长期食用腌制和熏制的食品是胃癌发生的危险因素之一,这些食品中含有亚硝酸盐等WHO认定的致癌物质。此外,吸烟、酗酒也是胃癌发生的危险因素之一。吸烟时产生多种致癌物质直接导致胃癌的发生。酒精可以损伤胃黏膜上皮,导致炎症、修复和再生,在修复过程中,上皮细胞可出现癌变。因此,避免不良饮食习惯也是抗癌重要手段。

（沈坤堂）

── 专家简介 ──

沈坤堂

　　沈坤堂,主任医师、硕士生导师,复旦大学附属中山医院普外科副主任兼胃肠外科主任。

　　华东区胃肠间质瘤协作组副组长兼秘书长,中国医师协会外科医师分会微创外科医师委员会委员,上海市医学会普外科专科分会胃肠外科学组委员。

肝｜脏｜外｜科

39. 原发性肝癌的外科治疗进展如何

通常说的肝癌，指的是原发性肝癌，就是起源于肝脏细胞的恶性肿瘤。当前肝癌的治疗仍以外科治疗为主，介入、消融、放化疗等治疗为辅。

那么，对于"原发性肝癌的外科治疗进展"，首先来讲下肝癌的外科学治疗。目前有效的治疗手段之一是肝移植，通俗地讲就是"换肝"。肝移植的患者预后较好，但是由于各种限制条件能接受肝移植的患者也是少数。肝切除术也是肝癌外科学治疗的一部分，而且是非常重要的一部分，是临床常用且有效的治疗方式。诊断肝癌后，尤其是位置刁钻或者体积巨大的肝癌，外科医生首先要做出的判断是肿瘤是否可以根治性切除。通俗地说，就是能不能切得掉，能不能切得干净，能不能安全地切掉，这些都是外科医生需要考虑的因素。

肝癌患者手术后大多关心的是肿瘤会不会复发。针对肝癌复发的管理，近年来的研究提示，应该从外科手术前开始，贯穿手术方案的制定和实施，一直持续到肝癌术后随访和抗复发等的长期过程中。在临床治疗中，需要术前判断高危复发因素，在术前、术中和术后给予干预，根据病理结果调整干预措施。这些复发的管理是提高肝癌疗效的关键之一。肝癌外科学治疗只是肝癌治疗的一部分。当前的治疗已经从盲目尝试转向精准化和个体化治疗。从循证医学角度出发，结合多种检查方法，为某一特定患者选择最适合的治疗方案，最终延长患者生命、提高生命质量，是所有肝脏外科医生不变的目标。

（沈　锋）

—— 专家简介 ——

沈　锋

沈锋，上海东方肝胆外科医院肝外四科主任，主任医师、教授、博士生导师。

国际肝胆胰协会常务理事，亚太肝胆胰协会秘书长，中华医学会外科学分会肝脏学组副组长，中国抗癌协会肝癌专业委员会副主任委员，全军肝胆外科专业委员会主任委员，上海市医学会普外科专科分会肝脏外科学组组长。

40. 转移性肝癌是怎么回事

相对于肝脏自身发生的原发性肝癌，来源于身体其他部位的恶性肿瘤（癌）转移到肝脏统称为转移性肝癌。大约一半的结直肠癌患者会在发现结直肠癌同时或治疗后发生肝转移，其他如胃癌、胆囊癌、乳腺癌、鼻咽癌、肾癌、神经内分泌癌、间质瘤、淋巴瘤、卵巢癌、宫颈癌、壶腹部周围癌、胰腺癌等，都可能发生肝转移。

除结直肠癌肝转移积极争取根治性切除以外，还有以下几种情况。

（1）乳腺癌肝转移：<5 个肝转移灶、系统化疗或激素治疗后病灶稳定、ER 阳性/孕激素受体（PR）阳性的乳腺癌肝转移可通过肝切除生存获益。无法 R0 切除的多病灶和系统治疗无效的乳腺癌肝转移可通过腹腔镜切取活检指导进一步治疗。

（2）胃癌肝转移：原发灶分化好的单发、包膜完整的异时性肝转移灶建议行手术切除，可明显延长生存时间。

（3）壶腹周围癌肝转移：无论同时性或异时性转移，十二指肠癌和壶腹癌肝转移可行手术切除。

（4）神经内分泌肿瘤肝转移：相对于无功能肿瘤，有功能的神经内分泌肿瘤肝转移强烈建议手术切除。减瘤术在此类肿瘤中的治疗作用亦非常重要。

（5）黑色素瘤肝转移：葡萄膜黑色素瘤肝转移建议行手术切除。在系统治疗基础上，皮肤黑色素瘤可行探索性手术切除。

（6）肾细胞癌肝转移：肝转移出现时间＞24 个月，直径＜5 厘米的肝转移，在排除肝外转移后可行手术切除。

（7）肉瘤和胃肠道间质瘤（GIST）肝转移：肝转移出现时间＞24 个月的肉瘤肝转移可行肝切除术。对伊马替尼治疗有效的 GIST 肝转移建议行联合靶向药物和肝切除的综合治疗。

（8）鼻咽癌肝转移：对可切除的肝转移灶建议行肝切除。

（9）卵巢癌肝转移：积极手术切除。

（王　鲁）

—— 专家简介 ——

王　鲁

王鲁，主任医师，复旦大学附属肿瘤医院肝脏外科主任。

国际腹腔镜肝切除学会创始会员、IHPBA 中国分会转移性肝癌专业委员会常务委员，曾荣获"国际消化外科协会 Grassi 奖"等。

41. 肝癌术后要做些什么，复发了怎么办

肝癌即便实施了根治性切除，仍然有超过 70％ 的患者术后 5 年内复发。当肿瘤较大、包膜不完整、多发肿瘤、有门静脉癌栓以及术后肝炎活动等情况下，更加容易复发。

因此手术后，除了常规治疗（口服保肝和抗病毒药物、增强免疫力药物、必要时的术后预防性介入、抗肿瘤中成药等），一定要牢记密切地随访。2 年内每 2～3 个月进行 B 超、增强 CT 或 MRI 以及肝功能、肿瘤标记物（AFP、CEA、CA19 - 9 等）、乙肝病毒 DNA 检查。如果影像学检查发现肝脏或其他部位病灶，且至少有 1 项具有典型肝癌表现，可临床诊断为肝癌术后复发。对于术后 AFP 下降至正常又再度升高或术前阴性而术后阳性的患者，AFP 的随访意义更大；而对于 AFP 始终阴性的患者，则更依赖于术后影像学的检查。此外，CEA、CA19 - 9 升高也要重视，肝癌术后复发可能不仅限于肝内，必要时胸部 CT 或 PET-CT 能够检出肝外转移病灶。

如果肝癌术后复发了，千万不要惊慌，此时与肝癌初次治疗原则基本相同。但应考虑与第一次手术的间隔时间、肿瘤和肝功能情况、患者一般情况等进行综合评估，可以选择再次手术切除、挽救性肝移植、局部消融治疗、介入栓塞、放射治疗、分子靶向药物、免疫治疗、中医中药等 MDT（多学科协作）治疗，只要密切监测、早期发现复发，还是可以得到较满意疗效的。

（王 葵）

── 专家简介 ──

王 葵

王葵，副主任医师、副教授，上海东方肝胆外科医院肝外二科主任。

上海市医学会普外科专科分会委员兼秘书、胰腺外科学组委员，上海市医师协会肿瘤科医师分会委员。

擅长肝胆胰脾疾病的外科治疗、肝癌复发的防治。

42.　肝癌患者肝移植需要符合什么条件

　　肝移植是治疗各种终末期肝病唯一有效的手段，目前技术已经非常成熟，全世界有超过 20 万患者接受肝移植治疗，最长存活时间超过 30 年，中国肝移植也已接近 3 万例，最长存活时间超过 20 年，其中 40％～50％ 的患者为原发性肝癌。

　　大部分肝癌患者往往伴有肝硬化，肝移植治疗肝癌的最大优势在于彻底切除肝癌的同时也治愈了基础存在的肝病，越早期的肝癌行肝移植疗效越好，但肝移植同时也存在着供体短缺、费用高昂以及等待期肿瘤进展等问题，因此对于单发肝癌尤其是直径小于 3 厘米的肝癌，肝切除或消融治疗可以作为首选的治疗手段，术后定期复查，当发现肿瘤复发时再行肝移植也能够达到较好的疗效。总的来说，当肿瘤数目＋最大直径（以厘米为单位）≤7 时，肝癌肝移植的疗效非常理想，但根据患者的具体情况，这一标准也可以适当放宽。

　　在选择肝移植还是其他治疗方式时，肝癌患者的肝功能状况是非常重要的考虑因素，如果患者的肝功能较差，比如出现眼黄、尿黄、呕血、黑便、大量腹水、肝昏迷等情况，即使肿瘤很小，肝切除或者消融等其他治疗都可能造成肝功能进一步恶化，甚至危及生命，因此肝移植是最佳的选择。

（腾　飞）

—— 专家简介 ——

腾　飞

　　腾飞，上海长征医院器官移植/肝脏外科副教授、副主任医师。

　　中国医师协会器官移植医师分会移植器官质量控制专业委员会委员，中华医学会器官移植学分会异种移植学组委员，中国医师协会器官移植医师分会移植外科技术专业委员会秘书。

43.　合并肝硬化的肝癌如何治疗

　　肝脏肿瘤一个重要的特征是患者往往伴随有肝硬化，肝硬化对患者的生存及治疗选择具有重要影响。临床上我们常听到医生对患者及家属说"患者肝硬化太重，肝功能不好，没有治疗基础"，这反映出肝硬化对肝癌治疗的影响。很多患者临床上肝脏局部肿瘤控制得不错，但却出现了肝硬化的严重并发症，最终影响疗效。那么肝硬化肝癌究竟如何进行治疗呢？

首先，要强调一下早期治疗的观念。肝癌通常经历了"肝炎-肝硬化-肝癌"三部曲的过程，所以应用肝炎疫苗或抗病毒药物将进程阻断能够显著降低肝癌的发生。对于肝炎肝硬化的患者，特别对 40 岁以上的男性，需强调 3～6 个月定期体验的重要性，以对肿瘤进行早期发现和治疗。

其次，肿瘤治疗需要根据患者肝硬化的程度进行选择。如临床上常用的CHILD-PUGH 分级将患者分为 A/B/C 三期，A 期患者肝脏的代偿能力好，可以选用手术切除，介入或微创等多种治疗方法；而 B 期患者代偿能力相对较差，只能选择创伤较小的微创治疗；C 期患者代偿能力最差，只能进行保肝对症处理。

此外，肝硬化的临床表现可作为肝癌外科治疗的选择依据。肝硬化发生时可出现食管静脉曲张、脾大和血小板减低。这三种表现同时出现时，临床上称为临床显著门脉高压症（CSPH）。根据这三类临床表现出现的不同，可将 CSPH 分为轻、中、重三类。轻度 CSPH 可以选择大范围的肝切除术，而重度 CSPH 只可耐受小范围的局部肝切除术。

（吴　东）

—— 专家简介 ——

吴　东

吴东，主任医师，上海东方肝胆外科医院肝外一科主任。

CSCO 肝癌专家委员会委员，中国抗癌协会肝癌专业委员会青年委员，上海市医学会普外科专科分会肝脏外科学组委员兼秘书。

44. 婴幼儿胆道闭锁是什么病，该怎么治疗

婴幼儿胆道闭锁是一类先天性的肝胆管疾病，我国每年有 2 000～4 000 名新生婴儿罹患该病，发病原因目前仍不清楚。我们知道，肝脏产生的胆汁通过胆管流入小肠，并最终将大便染成金黄色。胆道闭锁的患儿由于肝内和/或肝外的胆管闭塞不通了，胆汁无法排入肠道，全部淤积在肝脏内，最终导致患儿出现胆汁淤积性肝硬化，临床上表现为大便持续发白，呈陶土样；小便发黄；皮肤和眼巩膜发黄，并进行性加重；肝脏硬化后可出现腹水、消化道出血、水肿等。

胆道闭锁是需要外科手术来治疗的，首选的是葛西（Kasai）手术。葛西手术

是将病变胆管周围可能存在的未闭锁的小胆管直接与小肠连接,让肝内的胆汁可以排入肠道。手术效果与胆道闭锁的发病类型有关,如果肝内胆管也发生了闭锁,则疗效欠佳。不幸的是,绝大部分的患儿都属于这种类型。因此,多数患儿术后黄疸症状继续加重,部分患儿即使黄疸症状在一定程度上得到改善,肝硬化却持续进展。此时,肝移植就成了唯一的选择,即将患儿的病肝全部切除,换上健康的肝脏。在我国,婴幼儿肝移植所需的供肝多数来自患儿父母捐献的活体肝脏,父母只需要捐献出自己肝脏的 1/5 到 1/4,就足以带给孩子宝贵的第二次生命。

（夏　强）

—— 专家简介 ——

夏　强

夏强,上海交通大学医学院附属仁济医院副院长、肝脏外科主任、主任医师、教授、博士生导师,享受国务院政府特殊津贴。

主攻婴幼儿活体肝移植,肝母细胞瘤的外科手术切除,达·芬奇机器人辅助的肝肿瘤切除,肝癌、胆管癌、肝门部胆管癌、肝血管瘤的精准外科切除,以及各种成人终末期肝病的肝移植手术治疗等。

45. 肝里有结节是怎么回事，如何诊治

肝脏孤立性结节往往因体检或有症状就诊时由超声检查首先发现,常被描述为"肝内实质占位"。超声报告常见的诊断中良性的有肝血管瘤、肝局灶性结节性增生、肝硬化结节等,恶性的有原发性肝癌、转移性肝癌等。CT 和/或磁共振检查能给出更准确的诊断,肝血管瘤、局灶性结节性增生等能基本确诊,原发性肝癌也大部分能被确认并可被细分为肝细胞性肝癌和胆管细胞性肝癌。另外,一些少见罕见的肝脏疾病可能会被提示,良性的有肝脓肿、炎性假瘤、血管平滑肌脂肪瘤、腺瘤、错构瘤、畸胎瘤和结核灶等,恶性的有囊腺癌、肉瘤、肝母细胞瘤等。核磁共振能提供更多的时相、解剖位面和组织成分信息,因此较 CT 更具优势。PET-CT 在肝脏的诊断能力不如 MRI 或 CT,不做常规推荐。

在影像诊断基础上结合病史如年龄、性别、家族史、慢性肝病等既往史,以及血液检查如肝功能、乙肝、丙肝及肿瘤标志物(甲胎蛋白、癌胚抗原、CA19-9 等)

对于鉴别诊断至关重要。比如肝细胞癌大部分有慢性肝炎背景，男性较女性发病率高数倍且常伴甲胎蛋白阳性；转移性肝癌有原发肿瘤情况及相关肿瘤指标升高等。当临床医生经过上述考量仍无法准确诊断且治疗决策需要时，会考虑行病灶穿刺活检。但肝穿刺可能产生并发症，应慎重决定。

（周　俭）

—— **专家简介** ——

周　俭

周俭，复旦大学附属中山医院副院长、肝外科主任，中国抗癌协会肝癌专业委员会主任委员。

擅长各种肝肿瘤诊治和肝移植。

46. 肝上长了血管瘤严重吗

肝血管瘤是肝脏最常见的良性肿瘤，普通人群中肝血管瘤的发病率为0.4%～20%，30～50 岁女性中更常见。肝血管瘤通常较小，往往也没有什么症状，多数为偶然发现的病变，在长期随访的患者中有的几十年都不增大，有的则缓慢增大。肝血管瘤 B 超多表现为强回声团块，增强 CT 和 MRI 有特征性"早出晚归"及"灯泡征"等表现，因此诊断不难。

血管瘤不会发生癌变，因此一旦确诊后不必过于担心。打个比方，它就像脸上的一粒痣，对日常生活不会有影响。正常饮食、工作、学习、运动和生活和常人无异。绝大多数患者无需治疗，6～12 月随访观察。少部分患者需要进一步治疗。手术切除一直是肝血管瘤的最有效的根治方法，方式包括血管瘤剥除术、腹腔镜下肝血管瘤切除术等。有以下几种情况时需要手术治疗：血管瘤直径＞10厘米；血管瘤直径＞5 厘米并伴有明显临床症状的；血管瘤生长速度较快不能除外其他者；血管瘤自发或外伤性破裂出血者。

因此，肝上长了血管瘤，不要过于担心，首先由专科医生确诊，大部分患者不需要治疗，只需定期门诊随访。少部分患者需要进一步治疗的，可以通过手术等方式根治疾病而无后患。

（周伟平）

周伟平，上海东方肝胆外科医院肝外三科主任，主任医师，教授，博士生导师。上海市医学领军人才，享受国务院特殊津贴。

47．肝肉瘤是什么病，应该怎么治

原发性肝肉瘤是一种少见的肝脏恶性肿瘤，在肝脏恶性肿瘤中仅占 3‰左右，它虽不是肝癌，但恶性程度较高，治疗效果往往不佳。原发性肝肉瘤包括未分化性肝肉瘤、肝平滑肌肉瘤、肝血管肉瘤、肝脂肪肉瘤、肝卡波西肉瘤等类型。患者可有右上腹疼痛、乏力、全身不适、发热、食欲下降、肝肿大及黄疸等临床表现。原发性肝肉瘤在 CT、磁共振及超声等影像检查中的表现与其他肝脏良恶性肿瘤较为相似，故很难通过影像学检查获得确诊。有些病例可以通过穿刺活检获得诊断，但穿刺可能会导致肿瘤播散，有些肉瘤还可能会出血不止。最终确诊大都依赖于手术切除后的病理诊断。

治疗原发性肝肉瘤主要靠手术切除，但往往这类疾病发现时已属晚期，故治疗效果不甚理想。对于没有转移的患者，也可以考虑行肝移植治疗。手术结合放疗和化疗在一些病例可获得更好的疗效。原发性肝肉瘤的治疗效果主要取决于发现的早晚，应争取早发现、早手术，从而尽可能提高该类疾病的治疗效果。对于体检时发现的肝内不典型病灶，人们应该要足够的重视，警惕肝肉瘤的可能。特别是病灶在短期内增大或增多的，应尽早手术，避免错失治疗的良机。

（钦伦秀）

钦伦秀，教授、主任医师、博士生导师，复旦大学华山医院外科主任兼肝胆外科主任。

教育部长江学者特聘教授，"973"项目首席科学家，教育部肝癌转移机制与防治创新团队带头人，上海市优秀学科带头人及上海市医学领军人才。

48. 肝脓肿是什么病，要紧吗

肝脓肿是一种肝脏感染性疾病，根据病原体不同，可分为细菌性、真菌性、阿米巴性及包虫性肝脓肿。而在临床上较为常见的是细菌性肝脓肿。

肝脏的入口有三套管道系统，分别是肝动脉、门静脉和胆道。细菌都能通过这些管道乘虚而入，引起肝脏病变。其中，非胆源性的肝脓肿常常继发于门静脉菌血症或者是门静脉炎。当然，消化道肿瘤、慢性炎症性肠病也同样能通过门静脉途径引起肝脓肿。类似的，肺部、上呼吸道、口腔、感染性心内膜炎等原发感染灶，亦可以通过菌群入血向全身传播，并可能直接由肝动脉进入肝脏，引起肝脓肿。开放性肝脏外伤性破裂，或者是邻近器官因各种原因破溃，细菌可以直接进入肝脏引起肝脓肿。极少情况下，部分患者因误吞鱼刺，鸡骨头甚至牙签，造成胃十二指肠穿孔，最后导致肝脓肿发生。民间常常说的"病从口入"，是有一定医学依据的。虽然这些原因发生的比例不高，但容易误诊或忽视。

肝脓肿一般起病较急，可以表现为寒战、高热和肝区疼痛，但具有这样典型三联征的患者只占30％左右。目前针对肝脓肿的治疗以B超或CT引导下的经皮穿刺抽脓或置管引流最为常用。现在一般认为当脓肿直径小于5厘米时，可选择经皮穿刺抽脓，而对于直径超过5厘米的脓肿，置管引流联合穿刺抽脓则可取得较好的治疗效果。其操作简单、安全、手术费用低廉，疗效显著。

（罗　蒙）

—— 专家简介 ——

罗　蒙

罗蒙，上海交通大学医学院附属第九人民医院普外科主任医师，教授，博士生导师。

《中华消化外科杂志》《肝胆胰外科杂志》编委，上海胆道会诊中心特约专家。

49. 什么是肝包虫病

相信大家对美国经典恐怖电影《异形》一定不会陌生，片中外星生物通过人的嘴巴钻入腹腔，经过一段时间生长发育再破腹而出，人体成为其生长发育的中转站，闻之毛骨悚然。然而，现实中确实有那么一种寄生虫，也扮演了类似"异形"的角色，虽不会像电影中那样破腹而出，但它也会将人体作为中间宿主，在体内不断孕育生长，带来无穷危害。

它，就是细粒棘球绦虫，也称包生绦虫。这是一种人畜共患、兽主人次的寄生虫，成虫主要寄生于犬、狼的肠道内，因而畜牧业较为发达的地区往往也是它的流行区。而人误食虫卵后，会在体内（主要位于肝脏）形成包含幼虫的"囊泡"，称之为棘球蚴。它可在人体内存活 40 年以上，并保持每年增长 1～5 厘米。由于"囊泡"的不断生长、压迫，会造成肝区疼痛、黄疸甚至腹水，在部分患者还会出现荨麻疹、消瘦、贫血等症状。而最为严重的，当属"囊泡"在体内破裂。由于囊液可产生严重过敏反应，此举不但会引起"囊泡"播散，更会导致患者过敏性休克、甚至死亡。犹如一颗定时炸弹，其危害堪比"异形"的破腹而出。

防治这一可怕的肝包虫病，首先需要我们养成良好的饮食卫生习惯，杜绝经口传染。其次在流行区，需要定期对家犬、牧犬进行驱虫治疗。虽然肝包虫病骇人听闻，但倘若不慎感染此类疾病或疑似感染，请切莫慌张。随着医疗技术的进展，这一寄身于人体肝脏的"异形"，已经能被多种检查手段精确定位，通过有效的外科手术治疗，多数患者可以痊愈。

（陈拥军）

—— 专家简介 ——

陈拥军

陈拥军，上海交通大学医学院附属瑞金医院普外科副主任、肝胆外科主任。主任医师、硕士生导师。

上海市医学会普外科专科分会委员。在肝胆胰疾病的诊断和治疗方面积累了丰富的临床经验。擅长肝脏手术、活体肝移植、腹腔镜肝切除和肝癌的综合治疗。

50. 体检发现肝囊肿要紧吗

肝囊肿是一种较常见的肝脏良性疾病，可分为寄生虫性、非寄生虫性和先天遗传性，其中无症状的先天性肝囊肿最为常见，且常为多发，体检发现的基本都是先天性的。其发病原因现在还不完全清楚。

肝囊肿患者多数没有任何症状，肝功能、甲胎蛋白（AFP）等检查都是正常的。一般肝囊肿既不会癌变，也不会影响肝脏的正常功能，可以说是对人体没有任何影响。这种囊肿通常不必理会，饮食方面也没有特殊禁忌，定期复查B超即可，超声有疑问时可以进行核磁共振检查。

囊肿出现以下情形考虑手术：①体积比较大，压迫、挤压邻近器官产生症状；②囊肿生长速度比较快；③囊肿破裂或囊内出血则引起突发上腹痛，囊内合并感染则出现畏寒、发热等症状。腹腔镜下囊肿开窗术是目前主要治疗方式，效果确切，这种手术是将囊液吸尽后切除位于肝表面的大部分囊壁，术后剩余囊壁分泌的液体会由腹腔自行吸收，以后囊壁纤维化而治愈。

如果患者身体状况不适合手术，可以选择超声波引导下经皮穿刺引流，这种方法操作简单，创伤小，但是容易复发，反复穿刺也容易引起感染。如果囊肿怀疑恶变的，就需要做局部肝切除术。有一类特殊的多囊肝患者，如因局部囊肿巨大引起症状时可行B超引导下囊肿穿刺引流缓解症状，病情严重时可考虑行肝移植，甚至肝肾联合移植。

（李　刚）

—— 专家简介 ——

李　刚

李刚，上海长海医院胰腺肝胆外科副主任。

中国医师协会外科医师分会胰腺癌专业委员会委员，中国抗癌协会胰腺癌微创学组委员，上海市医学会普外科专科分会胰腺外科学组、肝脏外科学组委员，《中国外科年鉴》分卷主编。

擅长胰腺和肝脏疾病的微创治疗（腹腔镜和机器人）。

胆｜道｜外｜科｜

51. 哪些人容易得胆结石

一般认为，胆结石是由于胆囊内构成胆汁的化学物质不平衡导致的。具体的原因目前尚不完全明确，但以下情况有可能导致胆结石的形成：一个是胆囊内的胆固醇水平异常增高（约 4/5 的胆结石其主要成分为胆固醇）；二是胆囊内胆红素（人体代谢废物）水平异常增高（约 1/5 的胆结石其主要成分为胆红素）。胆囊内化学物质的不平衡导致胆汁内形成微小的晶体。这些晶体逐渐增大（通常需要很多年时间）成为固体结石，结石的大小差异很大，可能如沙粒般大小，也可能如鹅卵石般大小。有些情况下只会形成一块结石，但通常情况下，会同时形成多块结石。

可能导致胆结石发生风险增加的因素（危险因素）主要包括：女性，尤其是生育过小孩且正在服用复方型药物或正在接受高剂量的雌激素治疗；超重或过度肥胖；年龄在 40 岁或以上（胆结石的发生风险随着年龄的增大而增加）；可导致胆汁流动障碍的其他疾病，如：肝硬化（肝脏内瘢痕形成）、原发性硬化性胆管炎或妊娠期胆汁淤积症；克罗恩病或肠易激综合征（IBS）；近亲中有人曾发生过胆结石；近期因为节食或减重手术导致体重下降。

（龚　伟）

—— 专家简介 ——

龚　伟

龚伟，上海交通大学医学院附属新华医院普外科副主任医师，副教授，硕士研究生导师。

中华医学会外科学分会中青年委员、胆道学组委员，国际消化胃肠肿瘤协会（IASGO）会员。

擅长消化道肿瘤的规范化外科治疗、微创外科手术治疗。

52. 有胆囊结石但没有症状怎么处理

　　首先要明确确实是"没有症状"的，临床上经常会碰到把胆囊结石胆囊炎引起的症状当做"胃肠病"诊治的，所以首先我们来了解一下胆囊结石胆囊炎引起的临床症状。一般在油腻饮食、高蛋白饮食、饮酒后，或在夜间，发生右上腹或中上腹的胀痛，持续性的闷痛可阵发性加重。当结石嵌顿或继发胆总管结石，可出现胆绞痛，部分患者疼痛可放射至右肩部、右腰部或右肩胛骨下角；约半数以上（60％）可伴有消化不良等症状，又称胆源性消化不良，表现为嗳气、饱胀、腹胀、恶心和呕吐等症状。在经过肝胆外科及消化科医生诊治后，明确了无症状胆囊结石，一般可以临床随访，半年 1 次肝胆 B 超检查，了解胆囊结石及胆囊形态的变化。目前临床上现有的利胆排石等治疗，疗效不确切。

　　在诊治过程中，患者符合以下几种情况的，需要接受腹腔镜胆囊切除手术。①反复出现腹痛等症状，特别是出现胆囊结石并发症，如继发性胆总管结石、胆源性胰腺炎等；另外，患者往往主诉为"消化不良、定位不明的上腹不适"等症状，在排除可导致此类症状的其他消化道疾病后，胆囊切除术具有适应证。②胆囊结石合并胆囊息肉：无论症状如何，胆囊息肉≥1 厘米伴或不伴胆石的患者均应实施胆囊切除术；伴有无症状性胆囊结石并且胆囊息肉为 6～10 毫米的患者以及息肉生长的患者，可亦应考虑行胆囊切除术。③存在胆囊癌的危险因素：直径超过 3 厘米的胆囊结石；合并有胆囊壁不均匀钙化、点状钙化或多个细小钙化的胆囊炎；合并瓷化胆囊；合并胆囊壁不规则增厚或明确占位性病变；合并胆囊腺肌症等。④合并糖尿病，若并发急性胆囊结石胆囊炎时，病死率高 5 倍以上。⑤年龄较大（一般大于 60 岁），伴有高血压或心肺功能不全的胆囊结石，在能耐受手术时，积极行胆囊切除术，因一旦发生胆囊结石并发症，其病死率较高，而且随着基础疾病的进展，或将不能耐受手术。

特 别 提 醒

　　腹腔镜胆囊切除手术是目前外科治疗胆囊结石的"金标准"术式。保胆取石手术因其结石复发率高，手术指征要严格把握，术后应有健全完善的随访机制。

（杨晓平）

—— 专家简介 ——
杨晓平

杨晓平，上海市浦东医院（复旦大学附属浦东医院）肝胆胰外科副主任医师，科室负责人。上海市浦东新区卫生系统普外科学科带头人。对胆囊结石、肝胆管结石及肝胆胰肿瘤的诊治有深入的研究。擅长腹腔镜微创外科手术。

53. 切掉胆囊后易得结直肠癌吗

自1882年Carl Langenbuch医生实施了第一例胆囊切除术以来，无数患者因此受益。然而20世纪70年代的初步研究却认为，胆囊切除后胆汁不经过浓缩直接排入肠道，胆汁酸产生一系列反应，诱发了结直肠癌。于是，听信这些报道的患者迟迟不愿接受手术，从而导致了"保胆取石"手术的盛行。

对以上这一"诱发"的观点不敢苟同。首先，有越来越多的更可靠的大样本多中心的临床研究表明，胆囊切除术与结直肠癌的发病没有关系，所谓"一系列反应"牵强附会。其次，胆囊结石和结直肠癌发病有着共同的高危因素，如高脂饮食等。有的研究人员忽略了这些高危因素的存在，得出了胆囊切除术引起结直肠癌的结论，让胆囊切除术蒙受了不白之冤。实际上，与结直肠癌的发生相关联的是胆囊结石本身，而并非胆囊切除术，这又是得到国内外医学研究成果支持的。

要知道，本该接受手术治疗的较为严重的胆囊结石患者，如果当断不断不切除，则有可能会患上胆囊癌，而胆囊癌是普外科恶性程度最高的疾病之一，生存率远远低于结肠癌。因此，胆囊疾病的患者应该明白，当有足够资质的医生经过认真诊断建议你手术治疗时，要认真听取医生的意见。

（倪晓凌）

—— 专家简介 ——
倪晓凌

倪晓凌，复旦大学附属中山医院普外科副主任医师。擅长胆道良恶性疾病诊治及微创手术；门脉高压食管胃底静脉曲张、脾脏肿瘤的外科手术治疗。

54. 保胆取石手术可行吗

胆囊结石和胆囊息肉是临床常见病,目前主流认为是切除胆囊。以往对于胆囊功能的了解并不重视也不十分清楚,除具有浓缩和收缩功能外,只是一个胆汁的储存器官。随着现代医学科学技术的发展,对胆囊这一重要的消化器官有了更进一步的了解,除了具有浓缩、收缩和调节缓冲胆道压力的作用外,还是一个复杂的化学和免疫功能器官。根据现代医学的观点,一切能保留的器官均不应切除,最大限度保留器官的功能才是真正的微创。但保胆取石具有一定的结石复发率,有的报道还很高,切除胆囊,因为胆囊已经不存在而无胆囊结石复发可能。当然,对于胆囊萎缩,胆囊已无功能,或胆囊可疑癌变者,无疑应该切除胆囊,去除病灶。

(孙培龙)

—— 专家简介 ——

孙培龙

孙培龙,主任医师,复旦大学附属金山医院普外科副主任、肿瘤中心副主任、外科教研室副主任、全科医学教研室副主任、复旦大学外科学硕士生导师。

55. 为什么容易把胆囊炎误当成胃病

临床上经常见到许多胆囊炎、胆囊结石患者认为自己得了胃病,随便吃些治疗胃病的药物而不去就医,甚至有些患者要求或被医生建议做了胃镜检查后才知道自己的胃部不适不是胃病引起,而是胆囊炎引起。因此,及时就医、正确检查诊断是避免延误治疗、小病酿成大病的关键。引起这种情况的原因是多方面的。

(1)胃和胆囊同属消化器官,共同接受迷走神经的支配,且都位于上腹部,所以这两个脏器有病变时,表现的症状非常相似,主要有嗳气、呃逆、反酸、胃胀、恶心等消化道症状,而且不易区分疼痛来源。

(2)胆石症、慢性胆道感染、消化性溃疡等都属慢性病,发作时的疼痛不适都与这些器官的平滑肌痉挛收缩有关,多数用药都有解除平滑肌痉挛的作用,服药后症状缓解,容易使患者觉得是胃病引起。

（3）两者发病诱因相似，常与饮食不当、劳累、精神紧张、情绪激动等因素有关。

总之，患者有上腹部隐痛不适等症状时应及早就诊，到医院做最简单的超声检查就能对病情有大致判断，不应麻痹大意，自作主张，以免延误病情。

（李　桢）

—— 专家简介 ——

李　桢

李桢，主任医师，同济大学硕士研究生导师。

上海市医学会普外科专科分会胆道外科学组委员、减重与代谢手术学组委员、上海市胆道疾病会诊中心专家组成员、中国研究型医院学会肥胖与糖尿病外科专业委员会委员、上海市中西医结合学会外科专业委员会常务委员、微创外科专业委员会委员、同济大学胆石病研究所专家。

56. 胆囊结石会癌变吗

患胆囊结石诱发癌变是可能的，因为胆囊癌常常合并胆囊结石。胆囊癌的发生不仅与胆囊结石的存在有关，还与结石的大小有相关性。临床资料分析表明，胆囊结石大于 2 厘米，诱发胆囊癌的相对危险度显著提高。虽然结石引起胆囊癌的发病机制目前尚不十分清楚，但病理学研究已经发现，胆囊结石的长期刺激可以导致胆囊黏膜发生炎性增生、不典型增生到原位癌的演变。另外，厌氧菌感染导致胆汁中胆酸等化学成分的改变也可产生化学致癌物。因此，大多数学者认为，结石的刺激及胆汁中存在的致癌物使黏膜上皮异型化、不典型增生，进而发生癌变，胆囊结石可以诱发癌变已被大多数学者认可。

除此之外，随着高脂肪、高热量、高盐食物以及熏烤煎炸及腌制食品消费增加，患胆囊结石、胆囊癌等胆囊良恶性疾病的概率明显增加。因此患者应高度警惕胆囊癌的发生，特别在以下几种情况下：①50 岁以上，肥胖，女性患者，喜食腌制油炸食品，有工业致癌物质接触史；②合并胆囊结石，尤其是胆囊结石大于 2 厘米；③瓷化胆囊、萎缩性胆囊；④胆囊息肉大于 1 厘米；⑤胆囊腺肌病；⑥明确有胆胰汇合部异常；⑦合并 Mirizzi 综合征。

饮食调控是防止胆石症、胆囊癌、胆管癌发生的理想预防方法。禁食焦煳食品,少食油腻食品,多食富含维生素 A、维生素 C、维生素 D 食物。对于已患有胆囊相关疾病的患者来说,预防性治疗较为关键,胆囊切除是最有效的胆囊癌预防手段。

(汤朝晖)

—— 专家简介 ——

汤朝晖

汤朝晖,上海交通大学医学院附属新华医院主任医师、教授,医学博士、硕士生导师。师从吴孟超院士。美国芝加哥大学医学中心访问学者。主持及参与多项上海市科委、教委、国家自然科学基金课题。擅长肝癌、胆道恶性肿瘤的外科治疗、综合治疗和微创治疗。

57. 为什么胆囊会长息肉

胆囊息肉是指胆囊壁向腔内呈息肉样突起的一类病变的总称,又称"胆囊隆起性病变"。临床上所指的胆囊息肉包括由胆囊炎症所引起的黏膜息肉样增生、胆囊黏膜细胞变性所引起的息肉样改变、胆囊腺瘤性息肉以及息肉样胆囊癌等。胆囊息肉的形成,普遍认为与下列因素有关。

(1) 饮食不规律,不爱吃早餐:如果不吃早餐,则晚上分泌的胆汁没有被充分利用,存留于胆囊内,胆汁在胆囊内滞留时间过长,即可刺激胆囊形成胆囊息肉或使原来的息肉增大、增多。

(2) 经常喝酒、甚至是醉酒:因为酒精在体内主要通过肝脏分解、解毒,所以,酒精可直接损伤肝功能,引起肝胆功能失调,使胆汁的分泌、排出过程紊乱,从而刺激胆囊形成新的息肉或使原来的息肉增长、变大,甚至增加胆囊息肉的癌变系数。

(3) 经常吃高脂肪、高胆固醇食物:如爱吃蛋黄、鱼子,动物肝、脑、肠等,胆汁中胆固醇增高,易于形成胆固醇结石。

(4) 平时经常爱吃纤维素含量高,多渣的食物,经常对肠胃产生刺激,同样容易患胆囊息肉。

(5) 社会生活及生活的思想压力比较大,经常出现情绪波动较大,烦躁易怒,情绪抑郁,经常熬夜及生活不规律也是引发胆囊息肉的主要病因之一。

(朱松明)

朱松明，上海交通大学医学院附属新华医院崇明分院普外科主任医师。擅长胃癌、结直肠癌、胆囊癌、胰腺肿瘤根治术和微创诊治消化道疾病。

58. 肝内胆管结石是怎么回事

肝内胆管结石是指左右肝管汇合部以上肝内各分支胆管内的结石，既可单独存在，也可以与肝外胆管结石并存，多数为胆色素结石。结石既可弥漫分布于肝内胆管系统，也可局限在某肝叶或肝段的胆管内，肝左叶明显多于肝右叶。发病原因尚不明确，胆道感染、寄生虫、胆汁淤滞、营养不良易导致肝内胆管结石。此疾病因"病情复杂、并发症多、复发率高"而成为腹部外科具有挑战性的难题，其处理的难度与复杂程度超过肝脏恶性肿瘤根治术。

早期症状不明显，一旦出现胆道梗阻可引起急性胆管炎症状，如寒战、高热、腹痛、黄疸等。反复炎症刺激可引起肝脓肿、胆管狭窄、肝脏纤维化甚至肝内胆管癌。终末期常伴有胆汁性肝硬化、门静脉高压，可导致脾肿大、腹水、上消化道出血等症状。

明确诊断需要综合运用 B 超、CT、磁共振等手段。诊断的核心是明确肝内胆管结石的分型，并判断是否合并肝外胆管结石和肝内胆管癌。

"去除病灶、解除梗阻、通畅引流、防止复发"是肝内胆管结石的治疗原则。术前应确定肝内胆管结石的分型，并对患者全身情况、肝功能、残肝体积和肝外胆管状况、Oddi's 括约肌功能进行综合评估，制定合理规范的治疗方案，从而降低残石率和复发率。

（陈　炜）

陈炜，上海交通大学医学院附属仁济医院胆胰外科副主任医师，硕士生导师。中国医师协会外科医师分会胆道外科医师委员会委员，上海市医学会普外科专科分会胆道学组委员、疝与腹壁外科学组委员。

59. 得了胆总管结石怎么办

　　胆总管结石是胆汁里的物质在胆总管内沉积形成了类似石头一样的碎片，也可能是胆囊里的结石通过胆囊管落入胆总管内。结石的大小和数量是因人而异的。较小的胆道结石不一定会出现症状，一般都是在体检时发现，较大的胆道结石会造成胆道阻塞，从而引起胆管或胆囊的发炎，甚至引起肝脏和胰腺的发炎。症状主要包括：右上腹的疼痛（胆囊窝疼痛，疼痛一般能够持续 30 分钟至数小时），肩背部疼痛，右侧肩膀疼痛，恶心，呕吐，发热，皮肤、眼睛、尿色发黄。如果出现或曾经有过腹痛或其他症状的患者需要进一步治疗。

　　（1）可以适当地使用止痛药和抗生素。

　　（2）经内镜逆行性胰胆管造影术（ERCP）可以明确并且去除一部分结石从而减轻胆道梗阻的情况。ERCP 治疗之后，一般 1～2 月后需要进行腹腔镜胆囊切除术（如果可以成功，腹部仅需留下 3～4 个 1 厘米左右的瘢痕）。

　　（3）有少部分患者需要进行开腹手术（ERCP 无法成功除去结石或者腹腔镜无法成功切除胆囊的患者）。

　　（4）部分胆总管结石的患者需要放置胆道支架，支架主要放置在胆道内（一部分可能进入肝内），用来降低因阻塞造成的胆道内高压。但患者病情好转后，身体条件允许的情况下可以取出支架进一步处理结石。

　　如果你已经明确存在胆管结石，当疼痛的频率增加或者影响到你的日常生活你需要去医院进一步诊治。如果疼痛长期持续不缓解（大于 5 小时），出现发热、恶心、呕吐，出现皮肤、眼睛、尿色发黄，分辨颜色变浅，那需要急诊治疗。

（王雪峰）

—— 专家简介 ——

王雪峰

　　王雪峰，主任医师，上海交通大学医学院附属新华医院普外科副主任。擅长微创治疗胆胰疾病和消化道恶性肿瘤的根治性手术。

胰｜腺｜外｜科｜

60. 胰腺囊肿需要手术吗

"胰腺囊肿"的一个特点是含有液体，有时也会描述为"胰腺囊肿性病变"，专业一点的描述则为"胰腺囊性肿瘤"。胰腺囊肿不是单一的疾病，而是一个疾病群。有些胰腺囊肿是良性的，一些是癌前病变性的，具有恶变的可能。

$2\%\sim3\%$ 的人患有胰腺囊肿，且该病的发病率随着年龄的增加而增加。胰腺囊肿在 70 岁人群中的发病率约为 7%。癌前病变性囊肿如果能及早发现并治疗，可以阻止其变成侵袭性肿瘤。

但是，有些良性囊肿患者呈现出癌前病变性囊肿的特性，从而导致过度治疗。胰腺手术没有小手术，术后并发症发生率比较高，甚至会死亡。一方面，不是所有的胰腺囊肿都需要手术，也不是每一例手术患者都能从手术中获益。因此，胰腺囊肿是否手术，基于判断是否已经恶变，或者近期会有癌变的可能，同时，还必须衡量切除癌前病变性囊肿的获益与切除良性囊肿的所带来的风险。

最常见良性胰腺囊肿是假性囊肿和浆液性囊肿，很少会发生恶变，特别是较小且未产生症状时，随访观察即可。但问题是在影像学上有时会酷似胰腺黏液性囊腺瘤（MCN）、实性假乳头状肿瘤（SPN）、导管内乳头状黏液性囊腺瘤（IPMN）等癌前病变。主胰管型 IPMN、混合型 IPMN，以及 MCN、SPN，由于癌变风险高，通常需要手术治疗。而分支胰管型 IPMN 则根据影像学结果评估癌变风险，若有较高的癌变风险，或者有明显的症状，包括黄疸、胰腺炎症状，都要考虑手术。

（吴文川）

—— 专家简介 ——

吴文川

吴文川，副主任医师，副教授，硕士生导师，复旦大学附属中山医院胰腺外科副主任。上海市医学会普外科专科分会青年委员会副主任委员。擅长胰腺肿瘤的诊治和手术治疗。

61. 什么是胰腺癌

　　"癌"的英文"cancer"，源自于拉丁文"螃蟹"一词。因为癌的形状非常不规则，外壳大多坚硬，像蟹壳。而一旦癌侵入体内，就像螃蟹一样，紧紧抓住不松手，难以摆脱。现代医学中，术语"癌"，特指一种新生物，它具备一种特殊能力，可直接侵犯周围组织、器官，并发生转移（扩散到其他器官），若不及时治疗，可最终导致患者死亡。

　　胰腺癌是一种来源于胰腺外分泌部的原发性胰腺恶性肿瘤，恶性程度极高，预后极差，通常被称为"癌中之王"。在显微镜下，胰腺癌又有不同的类型。最常见的是导管腺癌，我们通常所说的胰腺癌就是指这一类型，占全部胰腺肿瘤的75％。癌可以侵犯神经细胞从而引起背痛。当出现肿瘤转移到肝脏或淋巴结，通常被认为手术无法切除。腺泡细胞癌、腺鳞癌、胶样癌、肝样癌是相对少见的类型，显微镜下的表现各有特征，临床治疗效果也不完全一样。

　　胰腺癌的诊断通常是定性诊断（判断是不是癌）＋定位诊断（判断癌的位置）结合在一起进行的。采用的方法主要是腹部增强 CT 或核磁共振（有条件的地方可以做胰腺增强 CT 或核磁共振），结合肿瘤标志物 CA19－9。但胰腺癌早期由于缺乏典型症状，所以早期诊断非常困难。因此，对于高危的患者、上腹部症状经久不愈的患者，要警惕，必要的时候要进行排查。

（楼文晖）

—— 专家简介 ——

楼文晖

　　楼文晖，主任医师、教授、博士生导师，复旦大学附属中山医院胰腺外科主任、普外科副主任、外科中心实验室主任。

　　上海市医学会普外科专科分会主任委员、中华医学会外科学分会全国委员、中国研究型医院学会胰腺病分会副会长等。

62. 胰腺癌手术为什么会有癌细胞残留

　　手术时癌细胞的残留，是治疗方法意义上的"根治切除术"不能取得"根除肿瘤"疗效的根本原因。术后复发转移的病灶，其"种子"均来源于术中残留的癌细胞。如果不是，那就是新发的第二种肿瘤。

为什么会残留癌细胞呢？有三种方式。第一种是手术区域的肉眼残留和镜下残留。所谓肉眼残留，是指凭眼睛就可以判断有残留癌，但没有办法清除。因为癌肿太厉害，侵犯到周围组织、重要脏器或者大血管，又不能一并切除。打个比方，你费尽千辛万苦把树桩挖掉了，但你会看见还有很多小树根，往各个方向延伸。镜下残留，是指肉眼判断没有残留癌，但在显微镜下却发现切缘有癌细胞残留。尤其对于胰头癌的手术，周围都有大血管，在立体上不是每个方向都可以有足够的切除空间。这个就像你在几个大水管周边大扫除，总有一些夹缝难以清扫到。更何况，胰腺癌细胞的一个特性是嗜神经，很容易就通过神经转移到手术切除范围之外。胰腺癌超越了原位癌阶段，癌细胞就可能直接进入血管，或者通过淋巴系统进入血管，然后随着血液在血管里循环，即循环状态肿瘤细胞，此为第二种的癌细胞残留。第三种是这些循环状态肿瘤细胞，会顺着血液循环跑到肝、肺、骨等器官潜伏下来，伺机开辟根据地。

正是由于三种形式的癌细胞残留，胰腺癌患者手术后不能在疗效上取得根治，从而摘掉"胰腺癌"的帽子。因此，从理论上讲，癌症患者活的时间足够长，一旦机体的免疫系统监督不力，体内残留的癌细胞就有可能继续扩增，从而复发和转移。

（吴文川）

63. 胰腺癌做了根治切除手术，还会复发吗

这个问题，要先回答什么叫做"根治切除术"。所谓根治切除术，是指技术上癌切除到检测不出的状态，并不是说能够把每一个癌细胞都清除掉。手术以后，主刀医生跟家属交流时说"手术很成功""切得很干净"，也基本是同样的意思。这和疗效上的"肿瘤已根除"是有区别的。

比如，对于位于胰腺体尾部的胰腺癌，根治切除术，除了要切除包括肿瘤在内的胰腺体尾部，还必须同时切除脾脏、清扫周围淋巴结，并保证所有的切缘都没有显微镜下的癌细胞残留。这样的"根治切除术"，就能保证将位于手术范围的肿瘤全部清除，但并不意味着可以把所有癌细胞都切除干净。因为除了极早期的原位癌之外，在循环血液里、各个脏器里都有潜伏着早已逃逸出手术范围的癌细胞。这些残存的癌细胞经过一段时间的潜伏，重新突破机体免疫系统的防御，就可导致胰腺癌术后的复发或转移。

　　因此,胰腺癌的复发、转移,从时间上说,虽然是在术后才获得诊断,但却开始于术中的残留、术前的潜伏。临床上经常会听到同时性转移和异时性转移,这只是临床上的分类,并没有本质的区别。同时性转移,是指胰腺癌获得诊断时就出现了转移,此时,认为转移灶和原发灶是"同时"出现的。而异时性转移,是胰腺癌诊断之后一段时间再出现转移,就是所谓的不同时。术后转移属于异时性转移。

(吴文川)

64. 胰腺上长了肿块是不是癌

　　胰腺上长了肿瘤,也不一定全是癌。胰腺上的肿块可以是:①炎症如慢性胰腺炎、自身免疫性胰腺炎、结缔组织病等。②肿瘤则分良、恶性,其中恶性还可分上皮来源及间叶来源等。③癌则是专指上皮来源的恶性肿瘤。

　　胰腺肿瘤有很多组织病理类型,比如上皮性肿瘤恶性最常见的是导管腺癌,还有少见的腺鳞癌、胶样癌、印戒细胞癌等。上皮来源良性或低度恶性的肿瘤则有浆液性囊腺瘤、导管内乳头状黏液性肿瘤、黏液性囊性肿瘤和神经内分泌肿瘤等。其余的胰腺肿瘤还可有成熟性畸胎瘤、间叶性肿瘤、恶性淋巴瘤和其他继发性肿瘤。

　　胰腺上长了肿块,先不要紧张,医生诊断疾病是需要结合症状、体征、实验检查和影像学检查综合评估的,必要时还需要对胰腺行穿刺活检才能明确诊断。CT引导下穿刺活检,这是确诊或排除胰腺癌的金标准。因为传统的检查手段并不能最终定性肿块,大众所知的 CT 及 MRI 只能明确胰腺上是不是长的肿块,但对于判断其性质能力有限。即使价格昂贵的 PET-CT 也无法百分百保证能明确诊断良恶性。因此,若要明确诊断,病理学检查才是金标准,可通过活检的方式获得胰腺肿瘤组织或细胞,再通过病理医生判读良恶性,以及具体哪一种恶性肿瘤。因此,准确的病理诊断非常重要,有助于临床医生对于病情预后的预测及制定进一步的治疗方案。

(邓侠兴)

—— 专家简介 ——

邓侠兴

　　邓侠兴,主任医师,上海交通大学医学院附属瑞金医院普外科副主任、胰腺中心副主任。

上海市医学会普外科专科分会委员兼秘书、胰腺外科学组副组长，中国医师协会胆道外科医师分会青年委员会副主任委员，中国抗癌协会胆道肿瘤专业委员会微创诊治学组委员。

65. 怎么养"胰"不得病

胰腺一般不太会得病，一旦得病就绝非"小病"。其实胰腺得病可分为三大类：炎症、肿瘤和创伤。其中，"胰腺炎症"还可分为急性和慢性胰腺炎；"胰腺肿瘤"可分为外分泌和内分泌肿瘤；"胰腺创伤"可分为外源性和医源性创伤。反正，胰腺得病有点难，胰腺得病需医治。

胰腺平时很"辛苦"，既要负责消化脂肪和蛋白，又要负责调控血糖，绝对属于"双肩挑"劳模。所以养"胰"的关键在于平时尽可能减少不必要的负担，譬如避免暴饮暴食、减少油腻高糖食物摄入。此外，胆道结石是诱发急性胰腺炎的重要因素，酒精是造成慢性胰腺炎的主要原因，该怎么办？你懂的。至于胰腺肿瘤嘛，现阶段还是科学定期检查，尽量早发现、早处理为上。

胰腺得病并不可怕，可怕的是得了病后"心急乱投医"！现实生活中经常发生道听途说后的"刻舟求剑"、上网查阅后的"按图索骥"，最后演变成"迷信盲从"和"掩耳盗铃"两个极端。由于在医疗上存在一定的硬件需求和技术门槛，所以胰腺疾病诊治专科化已成为必然趋势，也就是说，"胰"得病不要慌，理智就医、合理诊治才能化险为夷。

（李　骥）

—— 专家简介 ——

李　骥

李骥，复旦大学附属华山医院胰腺外科副主任医师、医务处副处长，复旦大学上海医学院外科学副教授、硕士生导师。

66. 糖尿病会变成胰腺癌吗

糖尿病是一组以高血糖为特征的代谢性疾病。高血糖是由于胰岛素分泌缺陷或其利用受损，或两者兼有引起。胰腺癌早期可出现一些类似糖尿病的症状，是因为癌细胞破坏了胰腺组织，导致胰岛素分泌减少，因此出现高血糖和尿糖，甚至葡萄糖耐量试验也不正常。所不同的是，胰腺癌伴发的症状按正规降糖治疗也难有效控制，反而随着时间的延续可出现越来越重的消化道症状。

近年来发现糖尿病与胰腺癌密切相关，胰腺癌中部分患者起病的最初仅仅表现为糖尿病的症状，即在胰腺癌的主要症状如腹痛、黄疸等出现以前，先患糖尿病，以至于伴随的消瘦和体重下降被误诊为糖尿病的表现，而不去考虑胰腺癌。当然也可表现为长期患糖尿病的患者近来病情加重，或者原来能长期控制病情的治疗措施突然变为无效，说明有可能在原有糖尿病的基础上又发生了胰腺癌。特别提醒新发 2 型糖尿病的患者要警惕胰腺癌，到正规医院进行早期胰腺癌筛查，因为新发 2 型糖尿病可能是胰腺癌的首发临床表现之一。

（徐　彬）

—— 专家简介 ——

徐　彬

徐彬，上海市第十人民医院肝胆胰外科副主任医师，副教授，硕士生导师。2011—2012 年，赴美国梅奥医院学习胰腺癌和胃肠外科微创治疗，2015 年至德国汉堡大学 UKE 医院从事肝移植及肝脏外科临床研究。

擅长胰腺、胃肠肿瘤和胆道结石的外科诊治。

67. 慢性胰腺炎伴有腹痛是不是一定要开刀

腹痛是慢性胰腺炎最常见、最主要的症状，腹痛的原因可能的原因：①胰管内高压；②胰腺组织压增高；③胰腺周围组织伴随性神经炎。慢性胰腺炎其他常见的临床症状包括：腹泻（尤其是典型的脂肪泻）、糖尿病、黄疸、腹部肿块、消瘦等。

慢性胰腺炎早期，反复发作的腹痛是最主要问题，针对腹痛首先应接受系统的内科治疗，包括：避免过度劳累及精神紧张，禁酒（明确的胆源性胰腺炎患者建议切除胆囊，规律口服利胆药物），口服蛋白酶制剂，补充消化酶制剂，抑制和中和胃酸等。

慢性胰腺炎患者出现下列情况考虑手术治疗：①内科治疗难以控制的顽固性疼痛；②合并梗阻症状：梗阻性黄疸、消化道梗阻；③肿块型慢性胰腺炎，不能排除癌的诊断;④胰源性门脉高压;⑤直径较大(5 厘米以上)胰腺假性囊肿、胰腺脓肿等。某些时候,为了缓解年龄较轻患者胰腺内外分泌功能衰减的进程,外科医生会建议患者进行相应的手术以保护胰腺的功能。

慢性胰腺炎与胰腺癌的关系目前尚不十分明确,但多数研究表明:慢性胰腺炎患者胰腺癌发生率明显增加,有研究提示,在钙化性胰腺炎患者中癌变发生率超过 9.2%,肿块型慢性胰腺炎可能更高。因此慢性胰腺炎患者首先应进行内科治疗缓解临床症状,同时定期到胰腺专科医师处随访,密切进行影像学复查(包括超声、CT、MRI 等,必要时 PET-CT)和肿瘤指标的复查(包括 CEA、CA19-9、CA125、CA150、AFP 等)。

(李　刚)

68. 胰腺外伤可以用 ERCP 治疗吗

胰腺因其深在的腹膜后解剖位置,出现损伤的概率较低,但其死亡率却高达 30%。随着中国开车的人越来越多,交通事故中,尤其是受到方向盘撞击导致腹部外伤的人数也随之增加。胰腺损伤自身即可造成较高的死亡率及术后高频发生的并发症是其治疗极为棘手的重要原因。对于胰腺外伤的处理中,除了传统的一些诊断治疗方法外,经内镜逆行性胰胆管造影术(ERCP)为胰腺损伤的诊治提供了另一种选择。

ERCP 内镜进入后可以行胰管造影,根据胰管造影结果,结合 CT 检查,确定闭合性胰腺损伤 AAST 分级,Ⅲ、Ⅳ级胰腺损伤均可见造影剂外漏。根据不同的胰腺损伤 AAST 分级结果分别采取 ERCP 下置入胰管支架、胰管＋胆管支架、鼻胰管引流等处理,部分病例接受了内镜超声引导下经胃引流或超声引导下胰腺假性囊肿引流术。胆管支架与胰管支架均在术后 3 个月再次住院取出。ERCP 可在明确术前诊断的同时,满足闭合性胰腺损伤的胰液、胆汁充分引流治疗要求,具有创伤小,恢复快的治疗特点。

急诊、外科、内镜与影像医生的共同参与是临床顺利开展胰腺损伤 ERCP 治疗的有利保证,有助于提高胰腺闭合性损伤选择 ERCP 治疗方案的概率,显著降低施行不必要的胰腺、胆道探查性手术的比率。而对于那些急诊手术治疗合并重要脏器损伤的胰腺损伤来说,Ⅰ级胰周充分通畅引流,Ⅱ级 ERCP 治疗胰腺损伤的方案亦是一个很好的选择,符合损伤控制外科的治疗原则。

(赵铭宁)

—— 专家简介 ——

赵铭宁

赵铭宁，上海交通大学医学院附属新华医院普外科副主任医师。

主要从事胰腺、胆道疾病的诊治，擅长胆道疾病的微创治疗。

结｜直｜肠｜外｜科｜

69. 肠镜检查可怕吗

据不完全统计，我国大肠癌发病率为 29.4/10 万，死亡率为 14.2/10 万，成为癌症相关死亡的第三大病因。然而，超过 90％ 的结肠癌患者可以通过筛查来预防。

遵循美国癌症协会的指南，建议人群从 50 岁开始定期进行结肠癌筛查。筛查是为了让医生能早期发现大肠病变，从而更容易达到治愈的目的。定期检查也有助于通过发现息肉或者病灶来预防癌症，在它们发生癌变之前切除。而最佳的筛查方法便是电子结肠镜检查。

建议大家从 50 岁开始每两年进行一次结肠镜检查。认为存在结直肠癌高风险的男性和女性；结肠癌风险因素包括：患有结肠癌的一级亲属，吸烟，炎症性肠病，饮食中富含红肉或加工肉类，水果和蔬菜摄入较低，卵巢癌或者子宫内膜癌病史（女性）。

检查前一天，流质饮食，并于当天清晨服用泻药有助于清理肠道。在检查过程中：患者须作左侧卧位，双膝屈曲，整个检查过程 10～15 分钟，患者可能会感到腹胀和便意，此时应深呼吸以便放松自己。检查结束之后，患者可能会出现轻微痉挛或者腹胀，通常在 24 小时内消退。若同时行肠镜下肠息肉切除，建议此后三天流质饮食。如有明显腹痛不适，应及时来院就诊。

（钟 鸣）

70. 腹腔镜直肠癌手术后会影响男性性功能吗

直肠癌根治术可能影响男性性功能。癌肿距离肛门越近，对男性性功能影响越大。因此外科医生所要考虑的不仅仅是将肿瘤切除，还应该对患者的生活质量方面进行考虑，这对于年轻的男患者尤为重要。

直肠癌手术对患者性生活的影响是因为手术过程中影响了相关的神经，手术中保护神经是保留患者性功能的最关键步骤。直肠手术中如果损伤交感神经，则会破坏精液的输送，使部分男子失去射精的功能，若仅破坏支配后尿道的交感神经，则会造成性高潮时精液进入膀胱，引起逆行射精；如果损伤副交感神经，则会造成阴茎勃起障碍；如果切断阴部神经，则会造成勃起不坚、性交困难。在手术中如果不注意神经的保护，相当多的患者将出现性功能障碍。腹腔镜高清镜头能更好地显露血管、神经等组织，在有经验的医师的操作下，有利于术后的排便排尿和性功能的恢复。

（李心翔）

—— 专家简介 ——

李心翔

李心翔，教授，博士生导师，复旦大学附属肿瘤医院腔镜平台执行主任。

上海市抗癌协会肿瘤微创治疗专业委员会腔镜外科学组组长、盆底疾病专业委员会副主任委员，CSCO 结直肠癌专家委员会委员，中国医师协会肿瘤科医师分会腹腔镜专业委员会副主任委员。

71. 腹腔镜直肠癌手术一定要用吻合器吗

胃肠道手术的吻合技术有手工缝合技术和器械缝合技术。吻合器是肠道手术时使用的一种器械，属于器械缝合技术。其工作机制与订书机类似，即向组织内击发植入两排或三排互相交错的缝钉对组织进行交叉钉缝，缝合严密，防止渗漏。

直肠癌由于其解剖位置的关系，行肠段吻合多在狭小的盆腔内进行，吻合技术难度大。与手工缝合相比，器械缝合和吻合在直肠癌手术中的应用具有以下优点：操作简便、迅速，大大地缩短了手术时间；准确、牢固可靠，保持良好血运，组织愈合更加保证，有效防止渗漏，明显减低了吻合口漏的发生率；使术野狭小，部位较深的手工操作困难的缝合和吻合变得容易，有利于低位直肠癌肛门的保留；将手工操作的开放式缝合或吻合变为密闭式缝合和吻合，使肠道重建时污染手术野的机会减少；特别对于腹腔镜手术更为重要，如果没有各种腔镜缝合器的应用，腹腔镜外科是难以开展的。吻合器的所有缝钉为金属钛或钽制成，与同样留在体内的手工缝合线相比，组织反应小，因此留在体内是安全可靠的。

（裘正军）

—— 专家简介 ——

裘正军

裘正军，主任医师、教授、博士生导师，上海交通大学附属第一人民医院外科教研室主任、普外科副主任。

中华医学会外科学分会外科手术学组委员，上海市抗癌协会胰腺癌专业委员会常务委员、胃肠肿瘤专业委员会委员。

72. 肠镜病理报告中的"上皮内瘤变"是什么

近几年来，随着政府和卫生部门大力推广大肠癌的早期筛查工作，肠镜也逐步成常规检查的一部分，人们对报告单上的"息肉""腺瘤"这些概念再也不陌生了，但报告里时常有些拗口的词语，让人从字面上难以理解，就如"上皮内瘤变"这个概念，它到底是指什么呢？

先用一句话形容"上皮内瘤变"，就是具有"作案"动机和能力，但还没有开始"作案"的"准坏人"。恶性肿瘤的发展，首先出现的是基因突变或异常表达，导致细胞生长失去自律性，形成了以具有侵袭及转移能力为特征的病变细胞，一旦这个病变细胞对周围产生浸润性生长，我们就叫它进展期肿瘤。如果这些细胞有了恶性特征，但还没有对外周出现浸润性生长，那我们就称它为"癌前病变"，也叫做"上皮内瘤变"。根据病变细胞的异形增生的程度，轻中度异形的称为"低级别上皮内瘤变"，重度异形的称为"高级别上皮内瘤变"。

《结直肠癌诊疗规范(2015年版)》中指出：上皮重度异型增生及不能判断浸润深度的病变称高级别上皮内瘤变，属于早期结直肠癌，再结合病理报告和超声内镜结果，可以行局部切除。而目前的内镜设备和治疗技术（EMR、EPMR、ESD、NBI等），足以保证在镜下做肿瘤的局部切除，创伤小，恢复快，也能提高患者的生存率和生活质量。

（阙　挺）

—— 专家简介 ——

阙　挺

阙挺，主任医师，上海邮电医院院长，上海市医学会普外科专科分会委员。

73. 肠癌会遗传吗

肠癌本身不是遗传性疾病，但有一定的遗传性。大肠癌的发生是遗传与环境因素相互作用的结果，即使两个人的遗传背景完全相同，但是如果他们接触的环境不同，那么他们发生大肠癌的概率也不一样。因此，大肠癌患者的子女也并不是100％会得大肠癌。

而绝大多数大肠癌呈散发性，没有明显的遗传因素。但家族性腺瘤性息肉病有明确的遗传现象，其子女大约有一半的概率会得此病，很容易发展成为肠癌。但家族性腺瘤性息肉病只占所有大肠癌中的1％～2％，是少见病。另外，其他遗传因素扮演着重要的"角色"的大肠癌患者包括遗传性非息肉病性大肠癌及黑斑息肉病等。对于这部分人群一定要尽早进行结肠镜检查，并定期复查，以便在早期发现，及时的治疗。

肠癌发生与许多因素有关，其中主要与相似的易感基因和饮食习惯有关。一个人的基因是天生的，无法改变的，而饮食生活习惯是我们自己可以调控的。例如多吃新鲜食物、控制体重都是我们可控的预防大肠癌的有效手段。家里有人患肠癌，不必紧张，大肠癌可防可治，家中有人得了肠癌其实也是给家里人提了个醒，要注意改掉不良的生活习惯和注意体检了。

（汪　昱）

—— 专家简介 ——

汪　昱

汪昱，主任医师，硕士生导师。上海交通大学附属第六人民医院普外科行政副主任，普外科胃肠专业学科带头人、上海交通大学结直肠癌诊治中心副主任。擅长胃肠道肿瘤的手术和综合治疗。

74. 胶囊内镜能否取代常规胃肠镜

现如今随着人们生活水平的提高和健康知识的普及，越来越多的人关注自己的健康，主动到医院进行体格检查。经常会有患者跟我说："医生，我想检查一下胃肠道的情况，但是胃肠镜检查太难受了，要不您给我安排个胶囊内镜检查吧。"但是，胶囊内镜真的可以替代胃肠镜吗？

首先，当今胶囊内镜多为非操控式胶囊，其运动依赖于患者胃肠道的自身蠕动，可能会影响胶囊观察视角的精准度，而非 360°角度的视野可能存在拍摄盲区，因此更易导致假阴性结果，并不能完整呈现整个消化道的情况。其次，对于内镜检查无法明确诊断的病灶，常规胃肠镜可以通过镜下取活检的方法从而进行病理诊断，进一步明确疾病性质。但是胶囊内镜因其本身无法操作的限制，并不能做到这一点。

而且，胶囊内镜在一些上消化道疾病的诊断，如 Barrett 食管、食管炎、食管静脉曲张的诊断特异性及敏感性上均不及普通上消化道内镜。而在下消化道方面，胶囊内镜对于炎症性肠病及结直肠肿瘤的诊断也不及结肠镜敏感，而且存在胶囊滞留的风险，因此也不作为首选方法。

因此，就目前的医疗技术来说，胶囊内镜并不能取代常规胃肠镜。

（黄克俭）

—— 专家简介 ——

黄克俭

黄克俭，主任医师、硕士生导师，上海交通大学附属第一人民医院胃肠外科主任医师。

上海市医学会普外科专科分会胃肠外科学组委员、结直肠肛门外科学组委员，上海市抗癌协会结直肠癌专业委员会委员。

75. 目前上海在进行的 2 年一次的大肠癌筛查有什么意义

在人群中进行筛查，对结直肠癌癌前病变、大肠腺瘤的检出和癌的早期诊断，降低结直肠癌死亡率都有重要作用。美国在 20 世纪 70 年代末进行大肠癌的大范围筛查，发病率、死亡率持续下降；从 2001 年至 2010 年，总人群结直肠癌发病率每年下降 3.4%，主要归因于生活方式的改变及广泛开展的结直肠癌的筛查普查。死亡率下降的原因进行分析发现，通过改变生活方式的一级预防发挥了 35% 的作用，通过开展结直肠癌的筛查普查的二级预防发挥了 53% 的作用，而对已经诊断的结直肠癌的规范性治疗仅发挥了 12% 的作用。

"上海市社区居民大肠癌筛查"就已经被列为本市重大公共卫生服务项目，社区居民可以享受到免费的大肠癌的筛查、评估、咨询等相关服务。从 2008 年开始试点,2012 年全面实行,已经开展全市范围内一般危险度人群的筛查普查工作,有望在未来 20～30 年能够降低结直肠癌的发病率和死亡率。

在上海市首批累计筛查的 178 万人群中,共发现大肠癌高危对象 34 万人,其中 9.4 万人接受肠镜检查,共检出大肠癌 2 100 例,早期率在 40% 左右;同时,还检出了大肠息肉 1 万余例,这其中 60% 有癌变风险。

(李大鹏)

—— 专家简介 ——

李大鹏

李大鹏,上海交通大学附属第一人民医院胃肠外科副主任医师。擅长胃肠道肿瘤及肥胖症、代谢性疾病的微创手术及综合治疗。

76. 人工肛门术后患者本人和家属该如何护理

(1) 饮食调理:开始要稀淡、易消化的食物,以后逐渐增加纤维素和维生素多的蔬菜,过渡至正常饮食,多活动、多饮水,保持排便通畅。必要时可进食蜂蜜或者口服通便药物通便。

(2) 皮肤护理:造口周围皮肤由于受粪便及消化液的刺激腐蚀,容易引起皮肤湿疹及糜烂等,应注意保持造口周围皮肤清洁干燥,每天用温水清洗后,氧化锌软膏或者造瘘口护理粉敷于造口周围。每次排便后用清水擦洗后再重新更换,防止造口周围皮肤的炎症。

(3) 正确使用人工肛门袋:观察造口处肠黏膜的血液循环情况及造口肠段有无回缩,根据患者情况和造口大小选择适宜的肛门袋,及时更换人工肛门袋。每日随时注意观察人工肛门周围皮肤有无湿疹、充血、水疱、破溃等,发现异常应及时进行处理。

(4) 人工肛门功能锻炼:扩肛,以松弛肛周肌肉,避免人工肛门狭窄造成排便困难。具体方法:戴手套用食指涂以液状石蜡,缓慢插入造口 2～3 指节,在造口内停留 3～5 分钟。

(5) 避免重体力劳动和剧烈运动,避免做腹压增加的动作,如举、提、推等,以防人工肛门脱出。若人工肛门出现发紫、内陷、脱出或体温超过 38.5 ℃、腹痛、腹胀、停止排气排便时,需立即就诊。

(李大鹏)

77. 大肠癌转移了还能治吗

应当说,随着现代医疗科技的进步,治疗大肠癌转移并非"无计可施"。对于这部分患者,建议大家积极配合医生的治疗,而医生也会制定规范化、个体化的治疗策略从而使患者获益。所谓大肠癌转移,是指癌细胞扩散到了其他远端器官或者组织,这在晚期癌症患者中并不鲜见。大肠癌常转移至肝脏,但也可以转移到其他部位,如肺、脑、腹膜或者远端淋巴结。

对于转移性大肠癌,外科手术治疗仍然是可以考虑的方式,如果肝脏或者肺上的转移灶是可切除病灶,可以考虑同时切除或者分别切除。值得一提的是,对于晚期大肠癌患者,手术切除有时不仅是清除肿瘤的手段,也可以被用来预防和缓解症状,如肠梗阻等。其他的治疗方式还包括:①影像引导下的治疗方式如:经动脉化疗栓塞(TACE/TAE/DEB-TACE),射频消融术(RFA)和不可逆性电穿孔术(IRE组织消融技术,尚处于临床试验中)治疗大肠癌肝转移等;②化疗被广泛用于转移性大肠癌的治疗,近年来在欧美利用腹腔热灌注化疗(HIPEC)治疗大肠癌腹膜转移也取得了一定的临床效果;③生物治疗,如靶向治疗和肿瘤免疫疗法;④放疗等。

(陆爱国)

—— 专家简介 ——

陆爱国

陆爱国,上海交通大学医学院附属瑞金医院胃肠外科主任医师,博士生导师、教授,普外科微创病区主任、胃肠外科副主任,上海市微创外科临床医学中心副主任。

78. 肛瘘是什么

肛瘘,又称肛漏,是肛管直肠瘘的简称。因为其主要症状是从肛门周围皮肤上的疮口反复地淋漓不断地向外流脓或脓血,甚至流出粪便,因而将此称作漏。民间形象地比喻为疮孔内隐藏着一个偷粪老鼠,因而俗称为"偷粪老鼠"。

肛瘘是指肛门周围的肉芽肿性管道,由内口、瘘管、外口三部分组成。内口常位于直肠下部或肛管,多为一个;外口在肛周皮肤上,可为一个或多个,经久不愈或间歇性反复发作，是常见的直肠肛管疾病之一，任何年龄都可发病，占肛肠科病例的 20%～30%，多见于青壮年男性。大部分肛瘘由直肠肛管周围脓肿引起，因此内口多在齿状线上肛窦处，脓肿自行破溃或切开引流处形成外口，位于肛周皮肤上。

肛瘘不能自愈，如不治疗还会反复发作，因此必须手术治疗，正确寻找并确定内口是手术的关键。手术治疗方法很多，手术应根据内口位置的高低、瘘管与肛门括约肌的关系来选择。手术的关键是尽量减少肛门括约肌的损伤，防止肛门失禁，同时避免肛瘘的复发。常用方法分为三类：瘘管切开术、挂线疗法、肛瘘切除术，及由此三类基本方法不同组合而衍生出的其他方法。最近国内部分医院引进了肛瘘镜设备，为部分复杂难治性肛瘘的治疗提供了新手段。

（蔡元坤）

79. 便血一定是痔疮引起的吗

许多老百姓认为便血是痔疮引起的，更有甚者把肠癌出血误以为痔疮出血，以致延误了诊断。实际上引起便血的原因有很多，包括肠道的良性疾病和恶性疾病。引起便血的良性疾病常见的包括：痔疮、肛裂、肠息肉、结肠炎、缺血性肠炎、结肠憩室炎、肠血管畸形及子宫内膜异位症等；引起便血的恶性疾病常见的包括：肠癌、肠道黑色素瘤等。

如何鉴别是哪一种原因引起的便血？需要结合便血的性质、出血量、伴随症状、年龄及合并症等综合分析。一般地说，出血部位越靠近肛门，便血的颜色越鲜红，出血部位越高或者是上消化道来源的，便血颜色越暗甚至是柏油样，但是急性大量的上消化道出血也可以出血暗红色血便。鲜红色的便血多见于痔疮、肛裂、肠息肉及肠血管畸形破裂出血。痔疮出血多表现为大便是滴血，严重者有痔块脱出；肛裂发生于大便干结者，常表现为大便时肛门撕裂样疼痛，大便表面带血；肠息肉出血多表现为血便或黏液血便，可伴有大便次数增多；结肠炎、缺血性肠炎多表现为脓血便，伴有大便次数增多及腹痛，缺血性肠炎更多见于老年伴有动脉硬化和糖尿病的患者；结肠憩室炎出血多伴有局部腹痛及发热；结肠子宫内膜异位症出血与月经周期密切相关，表现为月经期腹痛伴便血。肠癌恶性肿瘤引起的便血多为脓血便或黏液血便，常伴有大便习惯改变，低位直肠肿瘤还可表现为大便形状的改变。

（刘文方）

刘文方

刘文方，主任医师，同济大学附属同济医院普外科副主任。

中国医师协会外科医师分会结直肠外科医师委员会委员，上海市医学会普外科专科分会结直肠肛门外科学组委员、疝与腹壁外科学组委员，上海市抗癌协会大肠癌专业委员会委员。

80. 结肠癌术后应如何复查

结肠癌术后复查随访的目的是评价前期治疗的效果，提供改进治疗的依据，以进一步提高疗效；监测肿瘤的复发和转移，以便能及时采取相应的治疗手段，提高患者的生活质量，延长存活期；另外可以为患者提供心理支持和治疗。一般来讲，结肠癌术后的复查随访包括两方面内容。

（1）复查的时间节点：一般建议术后 2 年内每 3 个月复查一次；术后 3～5 年每 3～6 个月复查一次；术后 5 年以上每 1～2 年复查一次；对术后随时出现的各种可疑身体异常，应随时就诊。

（2）复查的项目：①病史和体检：患者就医时应该带好既往的病史资料，医师应详细的询问病史、仔细进行体格检查。②抽血化验项目：包括血常规、肝肾功能、免疫指标、肿瘤标志物（CEA、CA19-9、CA242、CA72-4、AFP、CA125）等。如果前次复查中无异常的情况下，不必每次都复查；对机体免疫指标的测定，在没有化、放疗等辅助治疗时，如前次检查无异常，可 6～12 个月测定一次。③影像学检查：胸片和 B 超应作为每次复查的必检项目；对胸片和 B 超发现可疑复发或转移而无法确定的情况下，可进一步行 CT、MRI、PET-CT 以及同位素扫描检查等协助诊断。腹盆腔 CT 或 MRI 可推荐每年 1 次。④肠镜检查：肠镜检查一般不作为每次常规的复查项目，但至少每 1～2 年要复查 1 次；而对于肿瘤标志物升高，尤其是术前升高，术后降为正常后转而又升高的患者，肠镜检查有一定的参考价值。

（刘文方）

疝 和 腹 壁 外 科

81. "小肠气"是怎么回事

"小肠气"的学名叫"疝"。民间的称呼还有"鼓包""小肠串气"等。疝绝大多数发生在腹壁,是因为出现腹壁薄弱或缺损后,肚子里的小肠等脏器经过薄弱或缺损的区域向外突出所造成。就好比棉袄上有一个洞,里面的棉花通过这个"洞"钻出来。所以"小肠气"并不是肠子出了问题,而是容纳包裹肠子的腹壁出了问题。

疝的种类很多,位于下腹部和大腿根部之间的称为"腹股沟疝";位于肚脐的称为"脐疝";发生在腰部的称为"腰疝";也有发生于腹部手术后切口愈合不良的"切口疝"。疝是一种常见病多发病,无论男女老少,无论身体虚弱或健康者均有发生的可能。相对而言,以中老年男性以及婴幼儿的腹股沟疝最为多见。

疝的典型表现是站立时肚子上有肿块突出,用力或屏气时肿块突出更加明显,早期平卧后多可以自行消失,就像和患者捉迷藏一般。疝发生后可以伴有局部的不适感或疼痛,但有些患者可以无任何不适。如果肚皮上出现上述典型的时有时无的肿物,就应该考虑疝的可能,应及时去医院就诊以明确诊断。

腹股沟疝占所有类型疝的 80%～90%,我们平时所说的"小肠气"通常指腹股沟疝,它也是外科的四大常见疾病之一,2001 年上海地区普查发现,其年发病率约为 3.6‰,远高于任何一种恶性肿瘤。

(唐健雄)

82. 引起疝病的原因有哪些

引起疝病的原因很多,以最常见的腹股沟疝为例,其发生既有先天因素,也有后天诱因。

首先,腹股沟疝更常见于人类,是因为动物四足着地,腹腔最低位是脐孔。而人进化为直立后,腹股沟区就成了腹腔最低位,所承受的压力也最大;同时腹股沟区缺乏完整的肌肉覆盖,且又有精索或子宫圆韧带通过,所以随着年龄增加,该处腹壁愈加薄弱,发病率逐渐升高。有科学家预言,如果人类能活到 150 岁,那么"小肠气"将无人幸免。其次,发病以男性较多与睾丸下降有一定关系。睾丸下降过程中伴随形成的鞘状突应该在出生后关闭,如果没有完全关闭则较易形成疝。同时,腹股沟疝常有家族史,兄弟或父子均发生的并不少见,其中包括局部解剖结构和胶原代谢异常等多个遗传因素。

后天因素主要是引起腹腔压力增高的疾病,最常见的包括"老慢支"引起的长期慢性咳嗽、长期便秘以及前列腺肥大引起排尿困难等。这些情况在老年人中十分常见,相对薄弱的腹股沟区不能承受长期的腹腔压力增高,最终导致疝的发生。其他引起腹压增高的常见因素还包括重体力劳动、肝硬化腹水、妊娠等。此外,特别要提的是吸烟,一方面吸烟者咳嗽会引起腹压增高,另一方面有害成分会影响胶原代谢促进疝的发生,因此吸烟人群疝发生率显著高于不吸烟人群。

(樊友本)

83.　腹股沟疝为什么也存在危险

很多老百姓认为腹股沟疝是小毛病,有些人因平时没有太多症状,从不考虑治疗！殊不知,拖延治疗,不但会使疝越来越大,还有危及生命的急性发作,这就是"嵌顿"。

"嵌顿"说得俗一点就是突出的肠管被缺损处(疝环)卡住了,不能回到腹腔内了。通常发生在用力搬重物、打喷嚏、屏大便等引起腹腔压力急剧增高的因素之后。如不及时急诊手术,被卡压的肠管可以在很短时间内出现缺血坏死,到了手术台上,医生不得不将坏死肠管切除,此时往往不能对疝的缺损做完美修补,导致还需在日后再次做手术才能彻底解决问题。据文献统计,嵌顿疝的发生率为 3%,且一旦发生,在整个围手术期的死亡率高达 7%。

嵌顿概率较高的情况有以下几种:①疝较小,平素疝块突出时胀痛症状明显而且回纳困难者。②女性患者,这是因为女性股疝常见,而股疝因为疝环周围组织坚韧缺乏弹性,故易发生嵌顿。③已有嵌顿发生史的患者。但并不是说除此之外的疝患者就安全了,嵌顿可以发生在任何年龄,任何时间和任何情况的患者,发生前可以没有任何预警。因此,再次提醒广大疝病患者,有病莫讳疾忌医,及时就诊,及时手术才是正道。一个很小的疝气因为拖延治疗发生嵌顿而危及生命,就得不偿失了。

(陈　浩)

—— 专家简介 ——

陈　浩

陈浩，复旦大学附属华山医院外科副主任医师，复旦大学疝病中心副主任。

中国医师协会外科医师分会疝和腹壁外科医师委员会委员，上海市医学会普外科专科分会疝和腹壁外科学组委员，国际腹壁造口联盟秘书长，《腹腔镜外科杂志》《手术》编委。

84.　"不开刀治好疝气"能信吗

成年人疝是无自行愈合可能的，手术是治愈疝的唯一有效手段。我们经常可以看到一些"不开刀治疝气"的广告，包括疝托、疝带、中医中药和硬化剂治疗等。在此要指出的是疝托、疝带只适用于那些年老多病、不能耐受手术的患者，佩戴并不舒适，时间长了局部组织受压变薄，疝洞越来越大，最终疝还是会从旁边跑出来的。另外，青壮年、小儿疝更不应该用疝托，因为压迫会影响精索。中医中药虽能固本扶正，但对疝的疗效极其有效，不可能从根本上改善和治愈疝。特别要强调的是硬化剂治疗不仅无效，而且有极大的危害，全国各地每年都有由于硬化剂治疗而造成严重并发症的报道。比如注射区域感染；注射到肠管引起肠管损伤；中青年、未成年男性注射损伤精索导致不育。此外，注射区域遗留的硬结也对今后的疝手术造成影响。

目前医学发展迅猛，疝作为一个常见病已经有相当成熟规范的手术治疗方案，目前的手术方式疗效好，复发率低，患者术后恢复快，术后疼痛等并发症发生少。同时，在多数情况下规范的腹股沟疝修补术在外科是一安全可靠的小手术。因此，拒绝或拖延手术而随意相信"不开刀治好疝气"的广告宣传实在是得不偿失。

（校宏兵）

—— 专家简介 ——

校宏兵

校宏兵，主任医师、教授、硕士生导师，同济大学附属第十人民医院疝和腹壁外科中心主任。

中国医师协会外科医师分会疝和腹壁外科医师专业委员会委员，上海市医学会普外科专科分会疝和腹壁外科学组委员，《中华疝和腹壁外科杂志》编委。

85. "小肠气"都要开刀吗，手术的方法有哪些

除了一岁以内的婴幼儿可以暂时观察外，其他都需进行治疗干预。我们一直把疝比作是衣服上的洞，唯有"堵"和"补"两种治疗方法。

"堵"就是用物理方法顶住疝洞，阻止肚子里的肠管通过疝洞突出，目前唯一有用的就是疝气带（或称疝托）。"堵"属于保守治疗，临床上仅适用于那些没有手术条件的高龄患者以及等待手术患者。此外还有一种不正确的堵法要提一下，那就是注射疗法，它是将硬化剂注射到疝洞周围，通过局部组织变硬来阻挡疝。但其复发率极高、可能导致精索损伤影响生育，甚至有误操作导致肠管、血管损伤等严重后果，因此千万不要尝试。

"补"听起来很简单，但怎么补大有学问。早期采用的直接缝合是将疝洞边缘相对健康的组织强行拉拢，由于局部张力高，患者术后疼痛明显，恢复期漫长，影响工作生活，复发率也高。目前我们采用材料（俗称补片）修补，就像用"补丁"补衣服一样，不用强行缝合疝洞，而是将"补丁"覆盖缺损。由于修复局部没有张力，因此我们也称为"无张力修补"。它克服了缝合手术复发率高、疼痛以及恢复慢等诸多缺点，目前已替代了前者。此外，近十年腹腔镜微创手术进一步降低了手术创伤、加速了术后恢复，受到越来越多医生和病家的青睐。

（杨子昂）

--- 专家简介 ---

杨子昂

杨子昂，复旦大学附属中山医院普外科副主任医师。

中国医师协会外科医师分会疝和腹壁外科医师委员会委员，上海市医学会普外科专科分会疝和腹壁外科学组委员，《中华疝和腹壁外科杂志》《手术》等杂志编委。

86. 腹腔镜也能治疗"小肠气"吗

"小肠气"也就是疝，完全可以通过腹腔镜微创手术治愈。腹腔镜手术和传统的开刀两种手术方式的本质是一样的，都是按现代疝外科"无张力修补"原则，用补片去修补腹股沟部位的缺损。但腹腔镜疝手术最大的优点是创伤小。传统

开刀腹股沟区做一个 4～6 厘米的切口，如果是双侧疝的话，就要分别在两边各做一个切口；腹腔镜无论是治疗单侧疝还是双侧疝，都只要 3 个 0.5～1 厘米的小孔就能完成手术。而且腹腔镜的镜头都是高清镜头，同时还有放大效应，可以让手术医生观察得比传统开刀更加清晰。

腹腔镜手术由于观察上的优势，尤其是在治疗前次开刀手术的复发疝时，腹腔镜手术就是首选了。腹腔镜手术需要在体内注入气体，建立手术空间，因此患者需要全麻。如果是有严重心肺疾病的老年患者，或者是有复杂的下腹部手术史的患者，就不大适合选择腹腔镜疝手术了。

（李健文）

—— 专家简介 ——

李健文

李健文，上海交通大学医学院附属瑞金医院普外科主任医师，英国皇家外科学院院士（FRCS）。

中国医师协会外科医师分会疝和腹壁外科医师委员会候任主任委员。

87. 腹股沟疝和手术会影响生育吗

这个是有生育要求的中青年男性腹股沟疝患者的常见问题。疝本身对生育有间接影响，尤其是进入阴囊的大疝。原因有二：一是睾丸的合适温度是阴囊 35 ℃，而腹腔内温是 37 ℃，进入阴囊的腹腔肠管会导致阴囊温度上升；二是大疝容易伴随精索静脉曲张，影响睾丸血供。因此，诊断明确者应该尽早手术。

关于手术对生育有无影响，相对第一个问题要复杂些。

（1）斜疝疝囊紧贴精索，手术时需将疝囊与精索分开，这一操作对精索会有创伤，只要做手术就无法完全避免，减少创伤主要取决于医生的精细操作。

（2）手术修补材料——补片对精索的可能影响。补片有两种，合成补片和生物补片，临床绝大部分使用的是前者，对生育的影响存在争论，动物实验认为有一定影响，因为发现补片的炎症刺激会对输精管有影响甚至引起闭塞，但人体临床研究的结果认为合成补片对生育没有显著影响。如果还是担心的话现在还有非合成的、自然来源的生物补片，不会与输精管形成粘连，但从修补牢度来说可能比不上合成补片。因此，对于有生育要求的男性患者，疝专科医生会与患者商议，权衡利弊后做出选择。

另外，还有患者担心手术对性生活有影响，其实疝手术很少会涉及性生活相关的前列腺、精囊以及控制射精的神经，因此引起射精痛等情况的可能性极小。

（汤　睿）

88. 有心脏病、糖尿病的老年人能做疝气手术吗

我们知道，心脏病、糖尿病和腹股沟疝都是老年人易患的疾病，同时伴有心脏病和糖尿病的疝气患者十分常见。可不可以做手术，会有什么样的危险，做什么样的手术，这需要具体分析。

腹股沟疝只能通过手术来治愈。疝的手术通常不大，现在医生技术、材料水平的提高，手术的创伤很小，年龄大不是手术的禁忌，也没道理说有心脏病和糖尿病就不能做疝气手术。

糖尿病患者经常担心感染的问题，这类患者通常免疫力较差，手术风险尤其是感染风险会增加。而且疝的手术都会植入补片材料，异物的存在也会增加感染概率。但是只要做好围手术期处理，糖尿病患者也是完全可以做手术的。这些措施包括：如手术前后做好血糖监测，控制好血糖水平；通过药物的治疗，将空腹血糖控制在 9 毫摩尔/升以内；手术操作应当尽可能轻柔，减少创伤和出血，尽可能缩短手术时间；手术前预防性使用抗生素。

老年人的心脏病主要是冠心病。手术前我们要重点评估心脏情况，如果心功能在 2 级，没有恶性心律失常，近半年里没有发生过心肌梗死和心力衰竭，三个月之内没有不稳定性心绞痛的患者是可以做疝手术的。对于平时吃抗凝药物的患者，医生做好围手术期的药物调整后也是可以手术的。因此，绝大部分的冠心病患者是能够做一个安全的疝手术的。

（董　谦）

—— 专家简介 ——

董　谦

董谦，上海交通大学医学院附属新华医院普外科主任医师，日本东京医学齿科大学消化外科访问学者。

中华医学会外科学分会疝和腹壁外科学组委员，中国医师协会外科医师分会疝和腹壁外科医师委员会委员，上海市医学会普外科专科分会疝和腹壁外科学组委员。

89. 腹部刀口也会得疝气吗

腹部刀口也会得疝气，学名叫做"切口疝"。当术后切口感染发炎、愈合不良或者裂开后，腹壁切口中起主要支撑作用的肌肉腱膜组织不能良好对合形成缺损或者薄弱点，腹腔内的肠管等通过腹壁缺损突出腹腔外形成切口疝，也就是切口的"小肠气"。近年来随着大切口大手术以及高龄患者手术开展而明显增加。

在这其中，肥胖女性患者妇科手术后切口疝的发生率往往更高。原因是妇科手术均为下腹部手术，下腹部较上腹部少了一层肌肉筋膜（腹直肌后鞘），而肥胖患者腹壁肌肉筋膜又往往十分薄弱，有过妇科手术的老年肥胖女性患者更应该注意。

切口疝患者常因不了解病情、惧怕再次手术而延误治疗。不少患者直到形成巨大切口疝，影响生活或出现嵌顿等严重并发症才来求治。巨大切口疝的治疗手术难度大、复发率高、易发生并发症，甚至是可导致患者死亡的严重后果。

一旦确诊切口疝，只有通过手术修复。近年切口疝的手术疗效有了极大的改善，复发率低于5％。目前切口疝的首选治疗方式不再是划大口子的开放手术，而是腹腔镜微创手术。手术只在腹壁上打3～5个5～10毫米的小孔，将突出的肠管分离出来放回腹腔，然后再利用补片对缺损进行修补。这种方式复发率低，对患者的手术创伤大大减小，术后恢复也会快很多。

（吴卫东）

── 专家简介 ──

吴卫东

吴卫东，上海交通大学附属第一人民医院普外科副主任医师。

上海市医学会普外科专科分会疝和腹壁外科学组委员，中国研究型医院学会微创外科学专业委员会青年委员，《中华疝和腹壁外科杂志》编委。

90. 什么是造口旁疝，需要治疗吗

造口旁疝是腹壁造口的常见并发症。对于低位直肠癌、膀胱癌等疾病，由于切除病灶需要，不得不破坏排便及排尿的正常生理结构。医生只有通过在腹壁上做人工造口，包括结肠造口作为人工肛门来解决排便，回肠代膀胱造口解决排

尿问题。造口旁疝就是造口手术后由于各种因素导致造口旁腹壁组织薄弱及缺损，腹腔内组织和器官由此突出所形成的造口旁的腹壁膨出，其发病率高达30％～50％。

造口旁疝对患者日常生活会造成较大影响。腹壁的不平整会影响到造口装置的密封性，导致粪便或尿液漏出，严重影响患者正常生活，导致患者及家人苦不堪言。同时绝大部分患者会出现皮肤刺激、局部胀痛以及排便不畅等不完全性梗阻症状。甚至出现急性造口旁疝嵌顿，导致肠坏死危及生命。

手术是治疗造口旁疝唯一有效的方法。近 10 年来，随着腔镜技术的广泛应用以及修复材料和钉合器械的使用，应用腹腔镜技术进行造口旁疝修补，充分体现了材料修补和微创的优势，使得复发率大为降低，患者可以较快地恢复日常生活。腹腔镜下的造口旁疝修补术有多种方法，目前我们采用的原位重做造口的修补手术(Lap-Re-Do 术式)，可以在修补造口旁疝的同时解决一些造口本身的问题，如造口狭窄、过大、脱垂及造口肉芽肿等。

（姚琪远）

91. 腹股沟疝手术可以在局部麻醉下做吗

腹股沟疝手术常用的麻醉方式包括全身麻醉、椎管内麻醉(半身麻醉)和局部麻醉(简称局麻)。随着日间手术的广泛开展以及患者对术后快速康复需求度的增加，腹股沟疝手术采用局部麻醉较之以往已显著增加。

腹股沟疝手术具有手术时间短、操作范围局限且不需要进入腹腔等特点，所以是比较适合在局麻下进行的。局部麻醉下的腹股沟疝手术是指在患者完全清醒的状态下，对腹股沟区域进行局部浸润或神经阻滞麻醉下做开放手术。局部麻醉具有术前无需禁食、术后可立即进食及早期活动、无麻醉后遗反应等诸多优点。同时局麻手术能明显降低住院费用，缩短住院时间，甚至可以做到当日手术当日出院。老年腹股沟疝患者常合并"老慢支"、前列腺增生等疾病，而局部麻醉对生理功能影响小，术后不会出现肺部感染、尿潴留等并发症，所以局部麻醉尤其适合于因心肺等疾病不能耐受全麻或半身麻醉的老年患者。

虽然局麻腹股沟疝手术具有较多优势，但也有一定的局限性。如过度紧张患者、难复性疝和怀疑疝嵌顿或肠坏死的患者并不适合局麻手术。对于过度肥胖、阴囊疝以及双侧疝患者，亦不推荐局麻手术。另外，个别患者会因为麻醉效果欠佳而导致手术过程中的不适感，所以疝外科医生还是需要严格掌握局麻手术的适应证。

（王　坚）

92. 腹壁会长肿瘤吗，切除后复发怎么办

腹壁也是会长肿瘤的，它是一种发生在腹壁组织的占位性病变，同样有良性、恶性之分。临床上多表现为腹壁的无痛性肿块。良性肿瘤最典型是脂肪瘤。恶性肿瘤虽有各种情况，但基本都质地坚硬，生长迅速。少数延误就诊者，肿瘤可向四周呈浸润性生长，大者直径可达 20 多厘米，甚至破溃、出血、感染而发出恶臭，最终会夺去患者生命。

腹壁恶性肿瘤的根治需要进行扩大切除，大范围切除包括肿瘤在内的皮肤、皮下组织和肌肉的全层腹壁，切除后往往在肚皮上形成一个巨大的窟窿。肚子里的肠子等脏器没有东西覆盖而暴露在外怎么办呢？这时候我们往往需要采用特殊的"补片"来覆盖，有时需要采用"拆东墙补西墙"的办法，从身体其他部位（如大腿上）取一块带肌肉的组织（医学上称为肌皮瓣）转移并覆盖肚皮上的大窟窿来完成腹壁缺损的修复。

有些医生会因担心肿瘤切除后形成的肚皮窟窿太大无法修复而缩小手术范围，但这会造成由于切除的不彻底使肿瘤更容易复发。我们曾接诊过一例前后历经 13 次手术复发的腹壁肿瘤患者，最后对其进行了彻底的扩大切除术，并用一块大的肌皮瓣覆盖肚皮上的大窟窿，在彻底切除的前提下进行了完美修复，得到满意治疗效果。

（顾　岩）

减重与代谢外科

93. 减重手术也能治高血压吗

肥胖常伴有代谢综合征，其中就包括高血压。1995 年美国医生 Pories 发现做了减重手术的患者糖尿病也同时治好了。以后逐渐发现，减重手术不仅对糖尿病有效，对肥胖合并多囊卵巢综合征、睡眠呼吸暂停和高血压都有很明显的治疗效果。

目前常用的减重手术方法，一种是胃绕道，食物不经过胃，直接到了肠子；另一种是缩胃手术，胃变小了，吃不了很多东西。令人感到奇怪的是，在胃上做了手术，怎么会影响到血压呢？目前普遍认为，胃壁上有特殊的细胞，能够产生调节代谢的激素。胃绕道或缩胃手术改变了食物对胃的刺激，引起胃壁产生的这些激素发生改变，从而起到了调节血压的作用。

究竟哪些高血压患者减重手术治疗有效？适合手术治疗的高血压患者首先应该有一定程度的肥胖。年轻患者的高血压与内分泌紊乱关系密切，手术治疗会有较好的效果。而高龄患者血管已经发生硬化、狭窄性改变，减重手术后高血压不一定能够改善。

（朱江帆）

94. 做完减重手术后会不会掉头发

减重手术后脱发是困惑肥胖患者的常见问题。有研究发现术后脱发发生率为 77.8%，说明这是很普遍的现象。按照脱发程度来看，男性 45.5% 没有脱发，也无 1 例重度脱发。而女性术后无脱发者仅占 16.3%，重度脱发比例高达 25.5%。脱发发生时间平均在减重手术后 3 个月，结束时间平均在术后 8 个月。

过去多认为是手术造成各种营养物质所致。很多人补充了各种营养成分并未见效。研究发现减重手术前后多项维生素和微量元素并未出现显著的下降，手术前缺乏的维生素 D 等营养元素，在减重手术后反而有所回升。所以营养缺乏显然不是脱发的原因。与脱发最有关的两个因素是性别和体重下降率。也就是说，减重手术后发生脱发的时候，正是体重下降最快的时候。显然是由于体重快速下降，全身皮下脂肪组织迅速变薄，包括头皮组织也迅速减少，难以支撑长长的秀发，随之发生脱发。而男性朋友头发很短，不需要头皮有很大的力量进行支撑，因此减重术后男性脱发发生率就很低。

所以减重手术后发生脱发的朋友完全不必着急，也不需要额外补充什么营养。过半年左右，等体重快速下降期结束，头皮结构恢复正常，自然会长出新的毛发。

（朱江帆）

95. 微创手术治疗糖尿病、肥胖症是怎么回事

我们知道，传统的糖尿病综合治疗是"五驾马车"，即：①糖尿病教育；②饮食治疗；③运动疗法；④药物治疗（口服降糖药与胰岛素）；⑤血糖监测。但由于其各自的自身缺点、副作用、费用及需要终身维持等原因，致患者的依从性差，很难将血糖控制在正常水平。近年来，糖尿病有效治疗的第六驾马车——微创胃肠外科手术为糖尿病患者，尤其是肥胖合并糖尿病的患者带来了新的机遇。

20 世纪七八十年代，减重手术在欧美开始流行，人们在回顾性分析减肥手术的效果时发现，减重手术在治疗肥胖的同时可使 80% 以上合并糖尿病患者的血糖恢复正常，且血糖显著下降早于体重下降，至此拉开了减重外科和糖尿病外科的研究序幕。进入 21 世纪，减重和糖尿病外科进一步受到医学界的重视，并形成了国际减重与代谢外科联盟（IFSO）。"腹腔镜胃旁路术""腹腔镜袖状胃切除术"成为减重与糖尿病代谢外科的常用术式。"袖状胃切除术"就是用特殊的器械把胃切割成"香蕉状"，使胃容量显著减小；"胃旁路术"是先把胃切断，形成一个小胃囊，然后把远端空肠和小胃囊吻合，使食物绕过胃大部、十二指肠和空肠，改变食物的流向。减重与糖尿病微创手术在我国已走过 10 余年的历程，已有万余名患者获益。

（李　桢）

96. 哪些人可做减重手术

具有下列情况者之一者可进行微创减重手术来治疗肥胖或代谢综合征：①BMI≥32 kg/m²，有或无合并症的 2 型糖尿病；②BMI 为 28～32 kg/m² 且有 2 型糖尿病，尤其是存在其他心血管风险；③BMI 为 25～28 kg/m²，如果合并 2

型糖尿病，并有向心性肥胖，且至少有以下代谢综合征组分中的 2 个：高三酰甘油、高密度脂蛋白胆固醇（HDL-C）水平低、高血压，可考虑微创代谢手术。

代谢综合征，是指人体的蛋白质、脂肪、碳水化合物等物质发生代谢紊乱，主要指肥胖、高血糖、高血压、血脂异常、高血黏度、高尿酸、高脂肪肝发生率和高胰岛素血症。代谢综合征中的每一种成分都是心血管病的危险因素，它们的联合作用更强，所以有人将代谢综合征称为"死亡四重奏"（中心性肥胖、高血糖、高三酰甘油血症和高血压）。

代谢综合征诊断标准：腹型肥胖（男性腰围≥90 厘米，女性≥85 厘米）、高血糖、高血压、高空腹三酰甘油、低空腹 HDL-C 这 5 项中的≥3 项，其中高血压标准为≥130/85 毫米汞柱，空腹 HDL-C 标准为＜1.04 毫摩尔/升（2010 年版为男性＜0.9 毫摩尔/升和女性＜1.0 毫摩尔/升）。

（李　桢）

97. 肥胖有哪些危害

体重指数（BMI）是重要的衡量理想体重的测量方法，其计算公式为：$BMI=$ 体重（千克）/身高（米）^{2}。《中国肥胖病外科治疗指南（2007）》参照亚太地区成人 BMI 指数分类规定：BMI 为 18.5～22.9 为健康，23.0～24.9 为超重，25.0～29.9 为Ⅰ度肥胖，30～34.9 为Ⅱ度肥胖，大于 35 为Ⅲ度肥胖。

肥胖是一种代谢性病症，可以引起多种并发症。随着体重指数的升高，过早死于代谢性疾病的风险也随之增大。为此，世界卫生组织已将肥胖确定为影响健康的第五大危险因素，并将肥胖作为严重的慢性疾病而进行重点防治。肥胖除可导致体形肥大臃肿外，还可引起阻塞性睡眠呼吸暂停低通气综合征（OSAHS）、2 型糖尿病、高血压和其他心血管疾病、高脂血症、肿瘤、关节损伤、高尿酸血症、男性性功能异常、多囊卵巢综合征、抑郁症等。

肥胖体型的人不仅表现在外表上，其体内的软腭和咽腔侧壁和后壁上也附着有大量的脂肪，这些原因可导致上呼吸道变窄。另外，肥厚的舌体也同样会阻碍喉部通道，尤其睡眠时处于仰卧位，舌体后坠，更易引起睡眠呼吸障碍，产生打鼾，因此肥胖者的身体构成使其容易打鼾。睡眠呼吸障碍的表现不仅仅是睡眠中打鼾，睡眠中憋气可严重威胁人的生命。因此，除打鼾外，如有高血压、肥胖、小下巴、白天精神不佳等，需及时就诊。

（王　兵）

98. 肥胖该如何治疗

从 1948 年起,世界卫生组织(WHO)就正式发表声明:肥胖是一种疾病。肥胖会引发代谢综合征,例如:肥胖会引起 2 型糖尿病,数据显示,80％～90％的 2 型糖尿病患者伴有超重或肥胖;此外,痛风、多囊卵巢综合征、月经不调、不排卵、睡觉打呼噜、憋气、脂肪肝甚至肝硬化和肿瘤(如乳腺癌、大肠癌等)的发生也大多与肥胖相关。肥胖症已经俨然成为潜在的健康杀手,并已经演变成为严重的社会问题。

是病就得治! 然而对于肥胖的治疗,是"想说爱你却不容易"! 许多"胖友",历经减肥、反弹、再减、再反弹的怪圈,结果是越减越肥,谈减肥色变,最终放弃。20 世纪末以来,在美国开始兴起的微创减重手术,安全有效,不需要魔鬼式的超强度锻炼,不需要每日食不果腹,只需要坚持正常的运动和健康的饮食,不仅能快速"治愈"肥胖症,并能长期维持理想体重,使"胖友"告别"花一个月、用一万元买一斤肉"的窘境,对同时患有肥胖相关的糖尿病、高血脂、高血压、脂肪肝、鼾症、多囊卵巢综合征、不孕症等,也可获得快速缓解、甚至"治愈"的效果,可谓"一刀多得"。

微创手术减重之所以对于肥胖和伴发的代谢性疾病如此有效,除了使进食量和吸收有所减少以外,更主要在于改变了胃肠道所分泌的调控营养吸收和营养代谢的激素,增加胰岛素的合成和释放、增强外周组织对胰岛素敏感性,改善高胰岛素血症,提高基础代谢率,纠正食欲。

(张　鹏)

99. 减重手术该如何选择

目前国内最常做的减重手术有两类。

(1) 袖状胃切除手术:即通过手术方式,切除部分胃容积,使胃变成袖管状,容积缩小至 100～150 毫升。术后,患者饱腹感会增强,进食量减少,同时胃所分泌的饥饿激素也大大减少,饥饿激素一方面抑制食欲,另一方面对于血糖具有有益的调节作用,从而不但达到减重的效果,术后一年内一般可以减去超过 70％的多余体重,而且有益的内分泌变化可以达到快速治愈糖尿病的效果,同时,肥胖患者所合并的肥胖相关并发症,譬如高血脂、脂肪肝、高血压、睡眠呼吸暂停综合征等，也随之而缓解。袖状胃切除术通常在腹腔镜下进行，手术微创、安全性极高，是目前各类减重手术中，对正常生理影响最小的术式，也是目前全球范围内做得最多的手术方式。

（2）胃旁路手术：目前，胃旁路手术是施行第二多的手术方式，也是通过腹腔镜微创操作，将胃分为一个 25 毫升左右的小胃囊和一个大胃，将空肠直接与小胃囊吻合连接，大胃及其连接的十二指肠和近段空肠，与连接到小胃囊的空肠中段吻合，形成"Y"状。此种手术除了减少进食量以外，胃及十二指肠以及空肠的内分泌均得到调整，理论上讲，减重效果和治疗糖尿病的效果稍好于袖状胃切除术，但手术较袖状胃切除术更为复杂一些，有胃-空肠以及空肠-空肠两个吻合口，食物不经过胃的幽门，因而术后并发症概率也稍微高于袖状胃切除术。

（张　鹏）

100. 节食减肥有效吗

节食减肥是肥胖人士最常用的减肥方法，无论是电视、广播、报纸、网络都有各种各样的快速减肥食谱介绍。那么，到底有没有用呢？在节食减肥过程中，开始节食时，效果很好，短时间内明显瘦下来，恢复正常饮食后，很快就变胖，再节食减肥时，效果变差，一旦恢复饮食，体重迅速反弹，比原来更胖，这样的减肥路线正是很多肥胖者的真实写照。

为什么单靠饮食控制减肥效果不佳呢？原因在于单一饮食控制会产生短期饥饿，肝糖原消耗，机体通过分解蛋白质合成糖来供能，所以减掉的其实不是脂肪，而是肌肉蛋白质分解的产物，导致肌肉丢失。此时，人体会启动"饥荒模式"，导致人的基础代谢率下降，减少能量丢失。恢复饮食后，能量摄入增加，人体会迅速增加脂肪的储存，体重会明显反弹。短期饮食控制导致的肌肉减少，脂肪含量增加会使下一次的减重更困难。

另外，青少年在生长发育过程中，过度限制碳水化合物和蛋白质的摄入，会导致生理功能紊乱，危害健康。因此，简单地降低热量摄入并不是个办法，机体连续承受饥饿会导致整体代谢放缓，稍微增加热量摄入，就会使体重再次增长，这也就是为什么很少有人能把每天减重这件事坚持几个月以上。根据世界卫生组织的标准，健康减肥的速度应是在 3 个月内减掉不超过 10％的体重，身体脂肪有所下降，并且身体肌肉不流失或有所增加。

（周东雷）

—— 专家简介 ——

周东雷

周东雷,上海市第十人民医院胃肠外科主任医师,医学博士,副教授,硕士研究生导师。

中国医师协会外科医师分会肥胖和糖尿病外科医师委员会委员,中国研究型医院学会糖尿病与肥胖外科专业委员会委员。

101. 靠运动能减肥吗

人们普遍认为,造成肥胖的原因无非就是吃得多和运动少。因此,减肥也就很简单,那就是少吃、多运动,甚至认为,如果你不想放弃美食,那就加强运动。那么,运动是否能够达到减肥目的呢? 现实生活中,大多数肥胖者面临着一个困扰他们的共同问题,那就是运动了,体重没降低多少,但是一旦停止运动,体重比原来更重。

国内外减重生理学家对这个现象进行了研究,发现一种名为"代谢补偿"的现象,这种补偿包括"生理性补偿"和"行为补偿"。"生理性补偿"就是锻炼后机体产生生理适应性变化,帮助身体进入"节能模式",人们通过锻炼消耗更多能量或者人们减掉了体重,那么他们的基础代谢率就会下降,减少能量消耗。研究表明,运动到一定量后,能量消耗会进入一个平台期,再加大运动量,能量的消耗似乎就遇到了壁垒,不会有太多变化。还有"行为补偿",研究人员发现,增加了锻炼的人可能会休息得更多,会无意识地减少一些日常活动,减少能量消耗。

运动锻炼对于身体健康的好处是显而易见,但是用来作为肥胖者的减重手段效果不能尽如人意。因此,如果为了减肥目的,单纯靠运动是远远不够的,必须加上饮食控制。

(周东雷)

102. 哪些患者适合做糖尿病减重手术,术后要注意什么

要回答这两个问题,取决于医生和患者的态度,两者相辅相成,缺一不可。

(1) 医生的态度:在住院之前,医生应与患者进行多次交流,使患者完全了解手术治疗糖尿病的术式、可能的效果、相关的风险,本人术后必须愿意配合医

生随访后，再收治入院进一步筛查。患者可否手术，应由治疗团队内的普外科、内分泌科、营养科、麻醉科、ICU 等相关科室依据患者的临床检查数据会诊后集体决定，力争最大程度上降低手术风险。

（2）患者的态度：患者本人及其家属对改变患者目前的生活状态有强烈意愿，能够接受术后饮食习惯、生活方式的改变。手术治疗只是糖尿病治疗的一个技术手段，并非一劳永逸，术后还需长期的、较为严格的饮食控制。术后不能坚持随访的患者，存在发生营养不良的风险，也不建议手术。

做完手术后，患者必须按照医生的嘱咐，改变不良生活习惯，并积极锻炼。其中，饮食上要清淡，避免油腻食物或甜食；要少量进食，不过饱(以七八分饱为宜)，且要细嚼慢咽，每餐持续 25～30 分钟；多喝水(每天 6～8 杯，约 2 000 毫升)，远离含糖高的碳酸饮料。

（张　频）

血｜管｜外｜科

103. 腹主动脉瘤有多危险

　　得了腹主动脉瘤，一旦破裂，确实非常凶险。爱因斯坦、法国总统戴高乐和我国著名的地质学家李四光，都是死于腹主动脉瘤破裂。

　　腹主动脉是人体腹部最粗大的动脉，而腹主动脉瘤，是由于动脉壁弹性丧失，在高压血流的反复冲刷之下逐渐扩张，最终形成动脉瘤。当动脉瘤的最大直径超过 5 厘米之后，瘤体破裂的概率就会大大升高，危及生命。因此，一旦发现腹主动脉瘤，应当及时到专业的血管外科就诊，最大直径超过 5 厘米的，需要尽早手术，以免瘤体破裂。而小于 5 厘米的患者，也需要按时随访。

　　腹主动脉瘤的手术，以往只能开刀，用人工血管把扩张的腹主动脉换掉，手术创伤很大。而现在有了微创技术，在两边的大腿根部，各打一个小孔，就可以在血管里面放一个覆膜支架，血液从支架里走，这样一来就把扩张的腹主动脉隔绝在外，就不怕瘤体破裂了。

　　由于腹主动脉瘤患者往往患有高血压，而血压的升高，促进了瘤体的增大和破裂，因此控制血压也非常重要。腹主动脉瘤患者，应当及时治疗，按时随访，严格控制血压，尽量不做剧烈运动，才能把瘤体破裂的风险，降到最低。

（符伟国）

104. 得了主动脉夹层，该怎么办

　　诱发主动脉疾病的元凶是高血压、高血脂、高血糖、动脉硬化、情绪剧烈波动。主动脉夹层发病率为每年每一百万人发生 5～10 例，男女比例为（2～3）：1。发病年龄多在 40 岁以上，随着饮食结构和生活方式的改变，高血压发病普遍化，年轻化，该病也开始向 30 到 40 岁的中青年人伸出魔手。

　　一般来说在患者病情稳定后都需要进行手术治疗。未经治疗的主动脉夹层死亡风险很高。在疾病发作的第一个 24 小时有非常高的死亡风险，每过一小时死亡率增加 1%，75% 未得到治疗的升主动脉夹层患者在 2 周内死亡，而经过积

极治疗的胸主动脉夹层患者 30 天生存率为 90％。

传统的血管外科手术即应用人造血管替换病变的主动脉，特点为切口大、手术创伤大，可能引起肾衰竭、肝衰竭和截瘫等并发症。据统计，实施这类手术死亡率在 30％左右，而截瘫发生率可达 29％。腔内修复术是指经股动脉导入人工血管，以内支架固定于动脉壁上，将血液与夹层的假腔隔绝，使瘤体避免受血流冲击而破裂。该术式的成功率为 76％～100％，为目前发展迅速的首选手术方式。

术后建议注意休息，定期检测血压，保持血压平稳，预防复发。

（符伟国）

105. 颈动脉上长了个斑块，需要手术治疗吗

动脉粥样硬化是一个全身性疾病，随着人年龄的增长而出现。早期的病变范围较局限，为数毫米大小的黄色脂点，或是长数厘米的脂肪条纹，并不引起动脉阻塞，患者通常也没有临床症状。病变后期斑块突入血管腔内，引起动脉狭窄甚至闭塞。比如严重的颈动脉粥样硬化就可以造成脑缺血甚至脑梗死，导致失语、偏瘫等一系列症状。

并非所有斑块都会造成严重狭窄，一般情况下，当斑块较小，颈动脉狭窄程度不足 50％时，斑块不会引起明显的血流障碍。但狭窄低于 50％是不是就是安全，其实也不尽然。如果斑块性质不稳定，斑块表面破溃而形成所谓粥样溃疡，破溃后粥样物质进入血流成为栓子，也可影响脑部血供，引起脑梗死。

评判颈动脉斑块的危害，要从血管狭窄程度和斑块性质两个方面考虑。对临床医生来说，患者的症状综合反映了上述两个因素，对制定治疗方案有重要意义。对于无症状的早期轻度狭窄，以药物治疗为主，口服肠溶阿司匹林，同时戒烟、控制高血压和高血脂等动脉硬化危险因素，减缓颈动脉斑块的进展，每半年到一年复查颈动脉彩超。如果颈动脉狭窄程度为 50％～60％，患者往往会出现一些脑缺血的症状，这时需要重新打通病变颈动脉，即通过颈动脉支架或颈动脉内膜切除等手术改善脑血供，降低远期脑梗死的风险。

（郭大乔）

—— 专家简介 ——

郭大乔

郭大乔，主任医师、博士生导师，复旦大学附属中山医院血管外科副主任、血

管外科研究所副所长。

中国医师协会外科医师分会血管外科医师委员会委员、上海市中西医结合学会周围血管病专业委员会副主任委员、中国医师协会腔内血管学专业委员会颈动脉疾病专业委员会副主任委员。

106. 深静脉血栓有什么危害

深静脉血栓是因为各类原因导致静脉内血流瘀滞,最终形成血栓,堵塞静脉血液流动,由于重力的缘故,常见于下肢。它常见于长期卧床、骨科下肢关节置换术后或者骨折的患者、恶性肿瘤患者等,在怀孕妇女中也时有发生,当然也有相当一部分患者没有任何诱发因素。它的主要危害有两方面:首先血栓可能会脱落,并随着静脉血流流动最终滞留并阻塞肺动脉,从而导致患者呼吸困难、胸痛咳血,严重可以导致猝死,因此是深静脉血栓最严重的并发症,严重威胁人群健康;其次是血栓的存在导致静脉管壁和瓣膜的破坏,引起静脉功能不全,主要表现为腿上静脉血液回流不畅,长期肿胀、色素沉着、最终会发展为溃疡不愈,也就是俗称的"老烂腿"。

由于深静脉血栓导致静脉血液无法回流,又常见于下肢,所以最常见的症状是一侧下肢(深静脉血栓同时发生在两侧下肢的情况很少见)的明显肿胀、胀痛、张力增高,可以合并皮温升高、皮色发红,在行走或者站立时这些症状会加重。所以如果一侧下肢,尤其小腿发生上述症状时,就要考虑深静脉血栓的可能,这是要及时到医院血管外科就诊,一般做个腿部静脉超声就可以明确有无深静脉血栓,医生还会根据每个患者具体情况做一些其他检查了解血栓发生的原因。只有尽早明确诊断,才能及时治疗控制症状,预防或者减少肺栓塞的发生。

（史振宇）

107. 深静脉血栓如何治疗

深静脉血栓的基本治疗是长期足量使用抗凝血药物防止血栓蔓延、脱落和复发。对此,在起病的急性期可以使用抗凝血药物低分子肝素或者新型口服抗凝药物利伐沙班,更主要的是长期服用口服抗凝血药物来防止血栓复发,用药疗程需要根据每个患者具体情况而定,一般从 3 个月到一年不等。也有个别患者需要长期服药。目前口服抗凝药物有两种,一是传统的华法令,但是该药起效慢，而且剂量在不同患者之间差别很大，与许多药物和食物有相互作用，所以需要抽血(一般两周一次)随访凝血酶原时间，控制其中的国际标准化比值为 2～3；另一个药物是利伐沙班，它是新型口服抗凝药物，起效快，用药后药物浓度稳定，无需监测，使用安全方便，尤其适用于老年人、无法进行长期抽血监测和华法令剂量波动大的患者，主要缺点是费用较高。

在一部分肿胀症状明显，血栓量比较大的患者，目前也可以进行在静脉内插管注射溶栓药物或者机械导管碎栓治疗，但是治疗后同样需要长期口服抗凝药物。

对于肢体肿胀以及后期的静脉功能不全，一方面需要长期穿弹力袜，可以长达 2～3 年。早晨起来就穿上，晚上睡觉再脱去，同时不可以站立时间过长。另外，也可以去当地医院血管外科配一些促进静脉血液回流的药物等服用。平时饮食应清淡，禁烟禁酒，忌辛辣食物。

（史振宇）

—— 专家简介 ——

史振宇

史振宇，主任医师、硕士生导师，复旦大学附属中山医院血管外科副教授。

中国医师协会腔内血管学专业委员会中青年委员，承担国家自然科学基金课题及上海市级课题 3 项。

108. 下肢动脉硬化怎么治疗

人们常说的"血管堵塞"是一个笼统的说法。临床医生会根据病因来判断"堵塞"的原因是动脉闭塞、栓塞还是血栓形成。对每一种病因也有相应的治疗方式，如血管搭桥、腔内成型支架植入术、取栓术、溶栓术等。这些治疗方法能在很大程度上缓解患者的肢体缺血程度，增加保肢率。因此，截肢只是排在最后的治疗手段，大多数患者在治疗有效后无需截肢。

但是，有些情况下确实需要截肢。比如糖尿病足患者(俗称"老烂脚")往往表现为远端血管的闭塞，手术效果不佳，引起的湿性坏死感染会严重威胁生命，此时必须果断选择截肢。另外，发生急性动脉栓塞时，人体侧支循环来不及形成，如延误了急诊治疗的时机，发生足部大面积坏死后只能做截肢清创。

目前治疗"血管堵塞"的方法很多，但更重要的是患者对自己身体的关心，在发现自己足部发生疼痛、发凉、发白甚至溃疡坏死时，千万不要拖延不治疗。大多数"血管堵塞"患者都是一个慢性过程。如发现"间歇性跛行"时，就要到医院检查、随访，争取早发现、早诊断和早治疗。

（陈　斌）

── 专家简介 ──

陈　斌

陈斌，复旦大学附属中山医院血管外科主任医师。

长期从事血管外科临床工作，在血管外科疾病的诊治方面积累了丰富的经验，尤其擅长各种动脉血管疾病的传统治疗和腔内微创治疗。

109. 得了脉管炎是不是一定要截肢

并不一定。脉管炎，是血栓闭塞性脉管炎的简称，是血管外科常见病，目前病因不完全明了。青壮年男性多见，往往有大量吸烟。与动脉硬化不同的是，脉管炎大多发生在肢体末梢的小血管，因而搭桥和微创介入手术的疗效常不尽如人意。患者起初走路时腿酸腿痛，若不及时获得有效治疗，可迅速发展为脚趾发紫发黑，皮肤溃烂坏死，导致截肢。

得了脉管炎不要过于惊慌，立即戒烟结合药物治疗，可以缓解症状，改善缺血。但是光靠戒烟和药物治疗，解决不了小血管闭塞导致血液供应不足的问题。近年来的一项新技术——干细胞移植，给脉管炎患者带来了福音。在确诊后及时接受自体干细胞移植治疗，可以在缺血的肢体末梢，长出新的血管，改善肢体的血液供应，促进溃烂伤口的愈合，并最终保住肢体。复旦大学附属中山医院血管外科已有近百例脉管炎患者接受了干细胞治疗，绝大多数取得了满意的疗效，保住了肢体，恢复了原先的工作，对于年轻、承受着家庭负担的青壮年患者而言，尤显重要。

值得强调的是，脉管炎患者在接受了干细胞治疗成功保肢之后，仍应坚持戒烟，甚至避免接触二手烟，还要注意防寒保暖，并坚持步行锻炼，以促进肢体血液供应的改善。经过上述综合治疗，多数脉管炎患者有望避免截肢，恢复日常工作和生活。

（董智慧）

—— 专家简介 ——
董智慧

董智慧，复旦大学附属中山医院血管外科副教授，硕士生导师。

中华医学会医学工程学分会干细胞工程学组委员，中国微循环学会周围血管疾病专业委员会中青年委员会副主任委员等。

110. 为什么老年人走路时间长腿脚就疼痛发麻

一些中老年人出现步行后小腿疼痛发麻，伴袜套样感觉障碍，休息后才能才缓解，这是典型的"间歇性跛行"症状（简称"间跛"）。常由下肢动脉粥样硬化闭塞或狭窄引起，但仍要和椎管狭窄、腰椎间盘突出症引起的"神经性跛行"相鉴别。所谓"血脉不畅"是形象的民间说法，很通俗地反映了血管堵塞和肢体缺血的本质。

那么为什么走路会引起小腿疼痛，休息后才能缓解？原因是肌肉在运动状态时比休息状态需要更多的血液供应，这个由供应肌肉血液的小血管扩张调节，下肢动脉狭窄或闭塞时上游血流减少，下游小血管扩张到最大也没办法满足肌肉在运动时的能量需求，这时小腿肌肉就选择"罢工"，反映给你的主观感觉就是疼痛、发凉、发麻等。休息后，小腿对血液的需要量减少，又恢复"劳动能力"，而那些不适感觉也就消失了。

虽然休息可以缓解"间跛"症状，但主因还是动脉粥样硬化。这是一个全身性疾病，不仅影响下肢动脉，也可影响心脏血管和其他外周血管。所以如果你是"间跛"患者，一定要在心血管科室长期随访下肢和全身情况，注意遵从医嘱、控制饮食、进行运动锻炼和按时按量服用药物。

（蒋俊豪）

—— 专家简介 ——
蒋俊豪

蒋俊豪，博士，复旦大学附属中山医院血管外科副主任医师。入选上海市优秀中青年医师培养计划。2006 年赴澳大利亚进修。重点开展下肢动脉硬化闭塞症的腔内治疗以及血管外科常见疾病的诊治。